Lo hago como *madremente* puedo

Familia

Biografía

Andrea Ros es actriz y divulgadora perinatal conocida en redes sociales por su perfil @madremente. Además de protagonizar películas como *Salvador*, *¿A quién te llevarías a una isla desierta?*, *A 1000 km de la Navidad* o la reciente *Karateka*, codirige, coproduce y copresenta el pódcast de éxito *La vida secreta de las madres* junto con la psicóloga Paola Roig. Andrea es también creadora de El Refugi de les Mares, el centro de acompañamiento a la maternidad en Barcelona que acoge el primer *coworking* para trabajar en presencia de los bebés. Su primer libro fue *Lo hago como* madremente *puedo* (2022) y en 2025 ha publicado *Comadres*.

@madremente

Andrea Ros

Lo hago como *madremente* puedo

Prólogo de Paola Roig

DESTINO

PEFC Certificado

Este libro procede de bosques gestionados de forma sostenible

PEFC

PEFC/14-38-00305 www.pefc.es

Ediciones Destino, un sello editorial de Editorial Planeta, S. A.
Avda. Diagonal, 662-664, 08034 Barcelona (España)
www.edestino.es
www.planetadelibros.com

Adaptación de la cubierta: Booket / Área Editorial Grupo Planeta
Ilustraciones de la cubierta: © Alina Kvaratskhelia
Primera edición en Colección Booket: marzo de 2025

Depósito legal: B. 3.663-2025
ISBN: 978-84-233-6709-2
Impresión y encuadernación: QP Print
Printed in Spain - Impreso en España

A mi madre, a mi tía y a mi abuela,
las mujeres que me maternaron
y me maternan aún hoy

Las mujeres tenemos que contarnos muchas cosas. De mujer a mujer, de mujer a niña, de madre a hija, de vientre a vientre.

Casilda Rodrigáñez

ÍNDICE

Puerperio

Crianza

PRÓLOGO

Es curioso (o quizá si lo pensamos bien no tanto) que nos cueste hallar material escrito sobre la experiencia materna. Aunque es muy fácil encontrar manuales e información específica sobre los bebés —hay muchos libros, blogs y artículos que nos hablan sobre su desarrollo, cómo estimularlos, qué necesitan en cada etapa...—, la mayor parte se olvidan de un hecho fundamental: las madres.

Paseando por cualquier librería te encuentras con miles de ensayos y novelas sobre múltiples vivencias y experiencias humanas: el conflicto, el amor, el desamor, la guerra, la venganza, los celos... En comparación, parece muy pobre lo que nos encontramos cuando empezamos a buscar textos sobre maternidad. Cuidado, esos textos existen, pero cuesta encontrarlos. Es como si la maternidad fuese algo banal. Algo de lo que no merece la pena hablar. Algo sin importancia. «Pero ¿de qué va el libro, solo de madres?» Solo de madres. Como si no fuese suficiente, cuando no hay experiencia más universal que la maternidad. Todas, absolutamente todas, venimos de ahí. De alguien que nos gestó en su vientre, que nos parió, alguien que nos sostuvo en sus brazos, que nos cuidó y nos crio.

Tal y como dijo Donald Winnicott: «No existe un bebé sin su madre». Porque un bebé, literalmente, no existiría, no sobreviviría sin alguien que lo cuidase. Existe siempre en relación con alguien más. Con alguien que lo acompaña, que lo construye, que le presta su cuerpo y su mente, con alguien que garantiza su salud física y emocional. Con alguien que lo sostiene. Y este alguien, mayoritariamente y en especial durante los primeros meses de vida de las criaturas, somos las madres.

Si tomamos como válido el hecho de que es la madre quien sostiene al bebé, tomamos como válido también que la mejor manera de garantizar la supervivencia del pequeño es garantizar la supervivencia de la madre. Que si cuidamos a la madre estamos cuidando al bebé. Que sosteniendo a la madre y atendiendo su salud mental estamos invirtiendo en la futura salud mental de esa criatura. Todo esto parece bastante obvio, pero frecuentemente queda olvidado.

Son muchas las madres que después de parir se sienten invisibles. Que explican que, después de sentirse en el centro de todas las miradas durante el embarazo, ahora tienen la sensación de que nadie las mira. «Ni una analítica me han hecho para ver cómo estoy después de parir», me decía una madre que participaba en un grupo de posparto. Y es que, como sociedad, hemos olvidado la importancia del cuidado materno, la importancia de poner a las madres en el centro para que todo lo demás funcione.

Los cuidados, en la sociedad en la que vivimos, no importan. No son productivos. Así que el sistema empuja a que queden relegados a lo privado. A lo íntimo. Al hogar. Olvidando así la tarea fundamental que suponen. Olvidando que son cimientos de todo lo que se construye encima de ellos. Olvidando que, sin cuidados, tal y como dijo Winnicott, no existiríamos.

Afortunadamente, cada vez más, y en gran parte gracias al altavoz de las redes sociales, las madres empezamos a hacernos oír. Empezamos a narrar la experiencia materna. Empezamos a relatar todo eso que nos sucede y que hasta ahora había quedado en la sombra. Empezamos a nombrarnos y a gritar bien alto lo vital del proceso que estamos viviendo. Lo transformador. Lo maravilloso que es. Lo solitario. Y lo sombrío. Empezamos a mirarnos entre nosotras. A conocernos. Y reconocernos.

Sentirnos narradas, sentirnos nombradas, sentirnos representadas es importante. Al estar la maternidad relegada a lo privado se suele vivir con mucha soledad. Cada una en su casa. Con su bebé. Con sus miedos, sus angustias, sus inquietudes. Pensando que ella es la única a la que le sucede eso. Pensando que son solo sus miedos. Que es solo su tristeza. Que son solo sus lágrimas. Que es solo su euforia. Que es solo su hartazgo. Que es solo ella. Y esa madre, sola, en su cama, con su bebé, no ve a los cientos de madres que están igual que ella. En vela, amamantando a sus hijos, a sus hijas. Acompañadas solo por la luz azul del móvil y devorando página tras página de todos los foros que existen, ávidas de respuestas y de compañía.

No, no estamos hechas para criar solas. Porque los miedos, la incertidumbre y la tristeza se alimentan de la soledad. La experiencia maternal debería ser comunitaria. Debería ser compartida. Ninguna madre debería sentirse sola. Ninguna madre debería sentir que es la única, que es la rara o la que se está volviendo loca.

Cuando nace un bebé nace también una madre. Él está recién nacido, y tú, madre, estás recién nacida. Tienes sin duda la fuerza y el poder dentro de ti. Pero también la vulnerabilidad y la sensibilidad. En el puerperio necesitamos de una red afectiva que nos sostenga, que cargue nuestro peso mientras nosotras cargamos una vida entera encima de nuestro pecho. Necesitamos palabras de aliento. Necesitamos calor. Y necesitamos, en definitiva, sentir que no estamos solas en esto.

La primera vez que conocí a Andrea en persona me dijo: «Es que yo no quiero que ninguna madre se sienta nunca más sola». Y hasta el día de hoy, más de dos años después, ella sigue trabajando sin descanso en el acompañamiento de mujeres y madres. Intentando que ninguna mujer viva ese periodo único de la vida con soledad. Intentando que se viva con gozo. Con plenitud. Intentando llegar cada vez a más madres. Empezando proyectos insaciablemente. Haciendo activismo sin cesar. Hablando con ayuntamientos, políticas y quien se le ponga por delante. Para hacer de la maternidad, de las maternidades, experiencias gozosas. Y es que este libro creo que es un —con Andrea nunca me atrevería a decir último— escalón más de esta escalera casi infinita. La tenacidad que pone en todo lo que empieza la ha puesto también aquí, en este libro. Estudiando, leyendo y formándose sin pausa. Nutriéndose de todo lo que tiene alrededor. Absorbiendo conocimiento y luego volcándolo en estas páginas, ordenadas de manera que hasta parece fácil. Todo ese estudio, toda esa investigación exhaustiva, la tienes ahora entre tus manos. Horas y horas de trabajo incansable, para acercarte toda esa información, tan valiosa, que ella ha ido acumulando durante años.

A ti, que acabas de comprar este libro, que vas a empezar a leerlo, solo quiero decirte que has tenido mucha suerte de que caiga en tus manos. Porque aquí vas a encontrar mucha información seleccionada, organizada, filtrada y recopilada exhaustivamente. Con gran rigurosidad y respeto. Información valiosísima que toda mujer merece tener el día en el que empieza a pensar sobre su posible maternidad. Vas a encontrar también generosidad. Solidaridad. Sororidad. La piedra angular del feminismo. Y, por último, vas a encontrar acompañamiento. Porque te garantizo que este libro te va a hacer sentir menos sola y te va a acompañar en este viaje. Va a ser esa voz amiga que te dice: «Tía, hay días de todo... Es normal lo que te ocurre, lo estás haciendo bien».

Estoy segura de que con este libro Andrea conseguirá que muchas mujeres dejen de vivir la maternidad en soledad. Ha andado mucho camino desde que empezó. Y estas páginas que tienes entre tus manos son su mejor legado y el paso más grande y generoso que ha dado hasta hoy. Ahora eres tú quien tiene en sus manos la oportunidad de gozar al máximo de todo este proceso.

Paola Roig

INTRODUCCIÓN

Maternar es un acto revolucionario. Una experiencia profundamente transformadora que nos ha sido arrebatada. Arrebatada por el sistema patriarcal, ninguna sorpresa. Como otras muchas vivencias femeninas, la maternidad ha sido narrada por ellos y el resultado es la pérdida total de la experiencia y del relato. Han cortado el cordón umbilical de la sabiduría; han medicalizado un proceso fisiológico; han relegado los cuidados del recién nacido al hogar; ellos mismos han escrito guías, han decidido cuándo estaba bien dar la teta y cuándo estaba mejor dar el biberón. Los hombres han narrado la historia y la han contado a su manera, sin tener ni idea de lo que están hablando.

Así pues, nos encontramos en un momento de reconquista. Reconquistar las experiencias femeninas que nos han robado y exigir aquello que necesitamos para vivirlas con el placer para el cual fueron diseñadas. Para ello, necesitamos información, validación, derechos y relatos.

Información para conocer nuestro cuerpo, cómo funciona. Para conocer todo el proceso fisiológico y emocional del embarazo, el parto y el puerperio. Para saber y confiar.

Validación para entender que todo aquello que sentimos y transitamos es normal y tiene un sentido. Y que la culpa no es más que un invento patriarcal para cortarnos las alas.

Derechos para cubrir las necesidades que tienen estas vivencias vitales. Para poder decidir cómo vivir nuestra experiencia.

Y relatos para narrarnos. Para narrar la historia desde el lugar desde el cual debe ser narrada, desde la vivencia.

Estos son los cuatro pilares que sustentan este libro. Un libro para proponeros un viaje, vivencial y divulgativo, por todo el proceso de la maternidad. Para relativizar los dogmas, las guías y los consejos, y para hablar de evidencia científica, de emocionalidad, de necesidades y de madres.

Yo decidí ser madre a los veintitrés años y me encontré con una situación muy hostil, con mucha soledad, muy poca información, cero acompañamiento y mucha infantilización. Ya estando embarazada, conecté con la injusticia de que tantas mujeres estuviéramos viviendo esa hostilidad en el momento más trascendental de nuestras vidas y decidí que no quería que ninguna mujer estuviera sola nunca más. En ese afán de conseguir esta aparente utopía en la que todas estemos juntas, en sintonía, informadas y conectadas con nuestro poder, inicié un camino de formación profesional y autodidacta. He dedicado los últimos años de mi vida a leer, a estudiar, a cuestionar y a formarme, y paralelamente he acompañado todos los días a mujeres en diferentes etapas de su maternidad. ¡Es tan potente escuchar tantos relatos y acompañar tantas transformaciones personales! Todas merecemos ser acompañadas, sostenidas y escuchadas. Todas merecemos el libre acceso a la información para poder decidir sobre nuestra maternidad de una forma consciente. Todas merecemos una maternidad placentera. Y para eso hay que relatar la experiencia materna, hay que narrar las luces, las sombras, los tabús y todo lo que nadie imagina. Hay que narrar las entrañas, las heridas, los ahogos, y también la intensidad, el goce, el placer, la expansión, la transformación y la plenitud.

Hay que darle la vuelta a la cinta y escuchar la cara B de la historia. Y hablando de embarazo, parto, posparto y crianza, es la única cara que hay que escuchar.

Si hay que hablar de maternidad, que hablen las madres.

SER MADRE

I

DEFINIENDO SER MADRE

¿Qué es ser madre?

¿Qué es lo primero que te viene a la cabeza si piensas en el significado y las implicaciones que tiene ser madre? ¿Qué es ser madre? ¿Ser madre es parir o criar? ¿Ser madre es acompañar y gestionar el desarrollo de nuestros hijos? ¿Ser madre es cocinar todos los días o tener la casa limpia? ¿Qué es ser madre? ¿Cómo definirlo?

Sin ninguna duda, ser madre es una cosa diferente dependiendo de en qué entorno seas madre, de con qué herramientas cuentes, de cuál sea tu nivel socioeconómico, de cómo haya sido tu infancia, de cuánto hayas trabajado en tus heridas emocionales y de un larguísimo etcétera de condicionantes que hacen que ser madre sea una cosa o sea otra. Cada experiencia de maternidad es única e intransferible, además de válida. Cada mujer podría definirlo con palabras distintas; incluso aquellas que tenemos más de un hijo podríamos diferenciar cada una de nuestras maternidades como experiencias distintas e independientes. Y todas esas definiciones serían válidas, insisto. Pero ¿cómo definir o nombrar la experiencia de una forma transversal y donde todas nos sintamos representadas?

A mí la única definición que me parece que puede describir lo que supone ser madre para absolutamente todas las mujeres que transitan por ello, ya sea de manera biológica o adoptiva, es esta:

Ser madre es experimentar
una transformación profunda.

Pero ese no es el relato que se da en la sociedad, no es lo que vemos en la ficción, no es lo que nos cuenta la cultura popular, no es lo que la mayoría esperamos que sea. Desde pequeñas se nos enseña a cuidar, jugamos a mamás y a papás y la mayoría de los juguetes (de niñas específicamente) tienen que ver con tareas del hogar o cuidados básicos del bebé. Todas las niñas hemos tenido algún bebé de juguete al que hemos cuidado con devoción. Ese mensaje cala profundo y las niñas crecemos pensando que nuestra función en la vida es cuidar. Como si ser madre fuera el mayor hito en la vida de la mujer, el único destino para realizarnos como mujeres. Ese ideal y esa mirada que tenemos sobre ser madre durante la infancia se ve sostenida por el relato en revistas, televisión o películas. La maternidad romantizada, edulcorada y bonita. Todas las famosas tienen un enorme estilazo durante el embarazo; se las ve siempre atractivas y sin malestar, mareos o vómitos; salen guapísimas justo después de parir; sus casas están siempre ordenadas y ellas siempre están radiantes, además de perfectamente maquilladas y peinadas. Este ideal de madre entregada que es feliz anulando su identidad para ser solo una sirvienta, aquella que hornea pasteles y nunca alza la voz, es el ideal de madre que recibimos incluso cuando somos adultas y nos convertimos en madres. Antes era en las revistas, en los dibujos animados o en nuestras abuelas, y ahora lo podemos seguir viendo en las redes sociales, donde ese ideal sigue siendo la bandera de las *influencers* de la maternidad y de las marcas de productos maternoinfantiles.

Aunque de una forma consciente sepamos que ese es un ideal edulcorado, romantizado y falso, es el que anhelamos y buscamos cuando nos quedamos embarazadas. Y el batacazo que nos pegamos cuando llegamos a la maternidad y nada es como nos lo habían contado es de dimensiones épicas.

Si al ideal del que hablábamos ahora le sumamos el amor profundo, incondicional e incomparable que sienten las madres, nos encontramos frente a un escenario bastante espeluznante en el que se espera que las madres lo den todo, se olviden de quiénes fueron, de sus deseos y fantasías, de sus anhelos y sus sueños, se entreguen al cuidado por amor y no esperen remuneración, evidentemente. Porque el amor de una madre todo lo puede y una madre todo lo da... Madre mía, qué mentira nos hemos tragado todas.

De las madres se espera un apoyo incondicional, un cuidado amoroso y una gestión del hogar. De las madres se espera que todo esté siempre listo, limpio y ordenado, que todo esté previsto y solucionado. De las madres se espera alegría, comprensión, entrega, una entrega incondicional que pase por encima de lo que ella un día fue y nunca más será. De las madres se espera la ausencia de queja, porque la entrega incondicional conlleva que, además de hacerlo, te parezca bien todo sin poder expresar lo que no te gusta o pedir aquello que necesitas. De las madres se espera que se anulen como mujeres, que se conviertan en sirvientas obedientes y felices y que, por supuesto, estén agradecidas de haber llegado a lo más alto de su realización personal. Eso deriva en una maternidad patriarcal, nos convierte en madres abnegadas y acaba ahogando nuestra carga mental.

Todas intentamos ser la madre que hornea pasteles y nunca alza la voz, pero no nos sale porque lo que se espera de las madres no tiene nada que ver con lo que significa en realidad maternar. Este ideal de madre perfecta que el mundo proyecta en la maternidad es fino como el papel. En ese relato de que la maternidad nos completa y, como por arte de magia, nos realiza como mujeres no hay ningún tipo de profundidad. La maternidad puede realizarte como ser humano, puede ser un motor de autoconocimiento brutal y una experiencia que te transforme de los pies a la cabeza, por supuesto que sí, pero desde luego no va a ser así por hornear pasteles para los niños y olvidarte de quién eres.

Parece, entonces, que ser madre tiene que ver con los demás, con lo que das, con lo que entregas, sin ninguna mención a lo que la experiencia materna hace con nosotras mismas. Todo lo que leí sobre maternidad antes de formarme especialmente en ella tenía que ver con lo que hay que hacer, con cómo hay que hacerlo. Todos los libros a los que llegué tenían que ver con manuales sobre cómo criar, cómo educar, cómo lactar, pero ninguno hablaba de qué me iba a pasar a mí, ninguno narraba la experiencia materna de forma profunda. Ningún libro hablaba de lo que yo sentía y experimentaba, todos hablaban de mi bebé.

Ser madre, después de vivirlo, acompañarlo y estudiarlo, es transitar una transformación profunda. Ser madre tiene que ver con las madres, con la experiencia materna, con las implicaciones emocionales que tiene para la mujer que la protagoniza, y es ahí donde debería mirar el sistema y hacia donde deberían ir destinados los recursos que se ofrecen. Acompañar la experiencia materna, cuidar la experiencia materna, nutrir la experiencia materna, cuidar a las madres, cuidar a las que cuidan, ahí es donde debería estar todo el esfuerzo de la sociedad.

¿Cómo queremos que las madres cuiden si nadie cuida de ellas?

¿QUÉ ESPERA UNA MUJER DE LA EXPERIENCIA DE SER MADRE?

Como os decía, de alguna manera llegamos a la maternidad, de modo más consciente o inconsciente, esperando o anhelando que nos complete como mujeres. Esperamos que sea esa experiencia dulcificada y romantizada con la que hemos crecido. Esperamos que sea una experiencia feliz, que nos llene, y que nos invada ese amor profundo hacia nuestras criaturas. Esperamos también ser esa madre que hemos soñado e imaginado que seríamos, dulce, amable, amorosa, que gestiona y acompaña con placer, que lacta de una forma deseada, que descansa junto a su bebé, que adora la experiencia y que se quedaría feliz toda la vida en ese estado de maternaje.

Algunas diréis: «Andrea, yo no esperaba eso». Ya lo sé, cada una esperaba una cosa distinta y cada caso es un mundo, pero hablo de forma general basándome en lo que me he encontrado durante los años que llevo dedicándome al acompañamiento de la maternidad, sumándole también mi propia experiencia y la de mi entorno.

Me gusta imaginar un futuro próximo en el que todas las mujeres esperen de la maternidad la experiencia catártica que realmente es. Ojalá todas llegáramos a esta experiencia con las herramientas y la información necesarias para transitar un momento profundamente transformador de nuestras vidas, no en el sentido romantizado, sino en el sentido más brutal y completo. La maternidad es pura expansión y transformación, solo hace falta modificar y nutrir los escenarios en los que somos madres para que sea realmente una experiencia placentera.

Lo que hace de la maternidad una experiencia amarga y dura es que esperábamos llegar a un lugar paradisiaco y nos encontramos escalando el Everest.

La luz y la sombra

La maternidad se define como una experiencia ambivalente y mí me gusta definirla, además, con la palabra *brutal*, porque la brutalidad abarca toda la experiencia materna, tanto lo poderoso, luminoso y placentero como lo más difícil, lo más oscuro y lo más doloroso. Si socialmente tenemos estas dos grandes ideas, la dulcificada y la abnegada, de lo que es ser madre, es porque en realidad la experiencia es un poco las dos cosas.

Hablando en general, sin tener en cuenta los detalles y circunstancias de cada una de las experiencias individuales, la maternidad como experiencia objetiva contiene luz y sombra. Luz porque alumbrar a un bebé es un nuevo comienzo, porque ese amor es nuevo y puro, y no puede repetirse, ni quebrarse, ni desaparecer. Es luz porque el tiempo se detiene y todo huele rico, y tu bebé crece, y tu corazón se expande. Es luz porque lo de fuera deja de importar y solo importa lo de dentro, porque es un tiempo que no vuelve y porque cada segundo que pasa está cargado de vida. Es luz porque acompañar el desarrollo de una criatura puede resultar muy revelador para una misma, porque verle hablar, saltar o correr puede ser una experiencia sin igual. Es luz porque convertirse en madre es transformarse en una nueva mujer, con nuevos retos y nuevas inquietudes. Es luz porque dar el pecho es un momento de intimidad irrepetible y ver como tu bebé te sonríe con la teta en la boca genera una sensación absolutamente indescriptible. Es luz porque cobijar, ser hogar para tu bebé y ver como lo calman tu piel y tu voz es muy placentero, y esa sensación le da sentido a todo el esfuerzo y a toda la entrega.

Y es sombra. Es sombra porque para parir hay que partirse. Porque ser madre nos lleva a recordar a la niña que fuimos, las heridas que tenemos y las necesidades que no fueron cubiertas. Es sombra porque hay que poner el cuerpo al servicio del desarrollo del bebé, y el cuerpo no puede separarse de las emociones, así que hay que entregarlas también. Es sombra porque el tiempo se para y no siempre es fácil andar a un tempo distinto que el resto del mundo. Es sombra porque la maternidad es un espejo que nos invita a pensar en quiénes somos en realidad, en nuestra luz, pero, lógicamente, también hay una parte de nosotras que es menos luminosa. Que es sombra. Y lo es porque a veces la lactancia duele al principio, o el bebé no coge el peso necesario, o con el tiempo sentimos rechazo al dar el pecho. Es sombra porque echas de menos la que fuiste y necesitas espacios para ti sola, más allá de encerrarte en el baño a hacer lo imprescindible. Es sombra porque el cuerpo duele, duermes poco y dar la teta y cargar a tu peque te está destrozando la espalda.

Como proceso emocional y con los cambios físicos y psicológicos que conlleva, esto es lo que, objetivamente, podemos esperar de la maternidad; luz y sombra. Sin embargo, no todas lo experimentamos igual: dependiendo de tu posición socioeconómica, del lugar en el que vives, de tu entorno, tu trabajo, tu infancia, tu red afectiva o tus herramientas emocionales vivirás la maternidad de una manera o de otra. Y no hay derecho, para qué negarlo. Es injusto que el placer de la maternidad esté vinculado a unas circunstancias específicas, pero es así.

En función de cómo sea tu entorno y cómo de acompañada y sostenida te sientas, la experiencia puede ser de una forma o de otra. Dependiendo de cómo haya ido tu parto y de si tienes o no alguna secuela física o emocional, la experiencia puede ser vivida como algo maravilloso o como algo que no te gustaría repetir. Si tienes que volver al trabajo muy pronto o si puedes quedarte en casa, la experiencia puede ser de una forma o de otra. Si te tratan bien en tu centro de salud, si tienes tiempo para hacer hipopresivos, si tienes dinero para pagar a una psicóloga perinatal, si perdiste la lactancia por falta de apoyo, si puedes ver de frente tus heridas de la infancia, si tienes espacio para tu ocio o si no puedes hacer nada más que encargarte de tu casa, la experiencia puede ser de una forma o de otra. La luz y la sombra están presentes todo el rato, en todos los aspectos y etapas de la maternidad.

Si nos paramos a pensar, todas podemos encontrar momentos de luz y de sombra en nuestra maternidad. Te animo a hacerlo... De hecho, piensa y anota todas esas cosas que consideras placenteras, bonitas, luminosas de tu experiencia de maternidad y todas aquellas que te duelen, que te pesan, que te resultan sombrías. Yo comparto con vosotras mis luces y mis sombras.

En el embarazo sentía una plenitud infinita, me fascinaba que dentro de mí estuviera creciendo un bebé que un día sería un ser humano lleno de vida y de futuro, fantaseaba mucho con qué tipo de madre sería yo y sentía mucha luz. Pero también sentí cierta claustrofobia en algún momento y quise que me quitaran al bebé de dentro del miedo que sentía. Las últimas semanas no podía ni moverme de la cama del calor, el sudor y el dolor de espalda, y solo quería que terminara. En mis partos me he sentido superpoderosa, los he disfrutado a muerte, me he reído y me he abierto en canal con mucho placer, pero mis partos han sido largos, lloré mucho cuando pedí la epidural y he sentido mucho fracaso y mucha frustración por no poder tener un parto natural. La lactancia ha sido mi experiencia favorita, he flipado con el poder de mis pechos, con cómo han alimentado a mis hijos, viéndolos sonreír con la teta en la boca, dormidos plácidamente después de haberse saciado con mi propia leche. He disfrutado mucho de las horas que le he dedicado a la lactancia y el vínculo que esta ha generado entre mis hijos y yo, pero también sentí mucha agitación por el amamantamiento y destetar ha sido de las experiencias más dolorosas, a nivel emocional, que nunca he vivido.

Estos son solo algunos ejemplos no únicamente de que hay luz y sombra en la maternidad, sino también de cómo, dependiendo de quién seas, de qué hayas vivido o de quién te acompañe en esto, la percepción de la vivencia te llevará a definirlo de una forma o de otra.

El juicio antes de ser madres

Sabemos tan poco de lo que significa ser madre cuando no lo hemos vivido, de lo que conlleva a nivel emocional, de las confrontaciones con las que hay que lidiar, del autoconocimiento de la nueva mujer que eres, del cambio en la rutina, en el sueño, en los deseos, en la pareja, en la familia, en el trabajo... Conocemos tan poco lo que implica a nivel social, laboral, físico, cómo cambia nuestra vida, nuestra percepción, nuestro sentir. Nos han contado muy poco de esa intimidad que transitan las madres, una intimidad que juzgamos con excesiva facilidad cuando todavía no lo somos.

Yo he sido la primera que al cruzarme con una madre que lleva a su hija en el cochecito llorando he pensado:

«Pero, mujer, ¿qué te cuesta pararte un segundo, hablarle, consolarla, atenderla? ¡Qué mala madre!». Todas somos madres perfectas hasta que nos convertimos en madres de verdad. Yo misma me he visto andando por la calle con mi hijo llorando en el cochecito, mirando al frente, neutra, después de media hora intentando sacarlo del parque, de otros diez minutos intentando sentarlo en el cochecito porque tengo la espalda molida y no lo puedo llevar en brazos. Puedo visualizarlo ahora como si fuera ayer mismo: llevo el patinete que mi pequeño ha querido coger al salir de casa en la mano y que ahora ya no quiere llevar, son las siete de la tarde y, después de todo el día sola con él, agotada, lo único que quiero es que cene y se duerma. Necesito descansar. Y no, no puedo atenderle en este preciso instante en el que me cruzo con una joven que no es madre y que cree que sabe hacerlo mejor que yo.

Es absolutamente injusto juzgar a una madre por un instante, porque no conocemos de dónde viene, ni adónde va, ni con lo que está lidiando. Pero lo hacemos, juzgamos. Y lo hacemos, en realidad, porque no tenemos ni idea de lo que es la maternidad hasta que nos explota en la cara.

¿Y por qué no conocemos la maternidad real? ¿Por qué nadie nos ha contado nunca los entresijos de esta experiencia? ¿Por qué, si hay tantas mujeres viviéndola a nuestro alrededor, no tenemos largas conversaciones sobre este tema? ¿Por qué el sistema no dota de recursos la experiencia materna para que sea placentera, ofreciendo espacios de acompañamiento emocional, facilitando el acceso a la psicología perinatal o actualizando al personal sanitario que atiende los primeros momentos de esta vivencia, marcando de por vida la experiencia materna?

Venga, que voy fuerte. Desgranemos paso a paso la experiencia materna.

2

LA MATERNIDAD EN EL SISTEMA PATRIARCAL

Las palabras *sistema patriarcal* o *patriarcado* están ya en todas partes. Desgraciadamente no siempre contextualizadas y, a menudo, ridiculizadas, o generando incluso rechazo en algunos sectores, lo cual invisibiliza entonces el discurso que las acompaña. Se usan tanto que quizá hayan perdido ya un poco su significado y las estemos empleando por inercia, sin saber o sin entender qué significan. Por eso me parece importante definirlas y, sobre todo, explicaros qué quiero decir cuando las nombro.

Según la RAE, *patriarcado* es un tipo de «organización social primitiva en que la autoridad es ejercida por un varón, jefe de cada familia, que extiende este poder incluso a los parientes lejanos de un mismo linaje». Aunque debo decir que mi definición favorita de *patriarcado* es la que da Jesusa Ricoy, matriactivista y educadora maternal: «El patriarcado es, por definición, la eliminación de la madre».

El resultado que ha tenido la implantación del patriarcado para la vida, la intimidad y la sexualidad de las mujeres no necesita demasiadas presentaciones, pero, básicamente, supone la pérdida absoluta de derechos, libertades y poderes de las mujeres. Todas hemos podido percibir el efecto del patriarcado en nuestras vivencias.

Estoy segura de que te vienen muchos ejemplos a la cabeza: cómo somos sexualizadas desde niñas; el miedo y el riesgo por la calle de noche; la dificultad de ascender en nuestros puestos de trabajo; lo que cuesta ocupar espacio cuando hay muchos hombres alrededor; la cosificación; los abusos sexuales que todas hemos vivido en menor o mayor medida, y así hasta el infinito, cada una de nosotras podría hablar, y mucho, sobre esa realidad incuestionable.

Y debo decir que una de las consecuencias más graves que ha provocado el patriarcado es el hecho de que hayan sido los hombres quienes hayan narrado la historia. Los libros del colegio hablan de la historia de la humanidad y todas hemos estudiado en clase las guerras mundiales. Sin embargo, en ningún libro escolar se explica, por ejemplo, cómo las mujeres sostuvieron el mundo mientras los hombres se mataban.

Tampoco hay apenas mujeres en los libros escolares si hablamos de ciencia y tecnología, o de filosofía y literatura. Un estudio de la Universidad de Valencia revela que tan solo el 7,5 por ciento de los referentes culturales y científicos que aparecen en los libros de texto de la ESO son mujeres.

La historia es de quien la cuenta, y si ha sido siempre el hombre el que ha narrado la experiencia, es lógico que no encontremos la maternidad en ninguna parte. Y que cuando la encontremos sea en manos de doctores o supuestos especialistas en crianza que no conocen en absoluto, ni contemplan en sus manuales, la experiencia materna.

Quiero aclarar también que cuando hablando de feminismo me refiero al *hombre*, no lo hago de los hombres individuales y no me siento en lucha directa con los hombres en particular, pero sí es importante remarcar que han sido ellos quienes han narrado la historia, quienes han ordenado las prioridades y quienes ocupan el espacio de un modo muy distinto a como lo hacemos las mujeres. Entonces, cuando hablo de patriarcado, hablo de la estructura sistémica en la que vivimos y de la que difícilmente podemos escapar. Cuando yo hablo de patriarcado me refiero a esa herida que ha dejado su estructura. A esa invisibilización de las necesidades básicas de las mujeres y de sus deseos genuinos. Al robo absoluto de nuestra sexualidad y de nuestras experiencia genuinas, llevándonos a un lugar de muchísima carencia en diversos aspectos de nuestras vidas y de nuestras experiencias vitales.

¿Qué es lo que ha dejado el patriarcado para las madres?

La maternidad es una experiencia puramente sexual, forma parte de nuestra sexualidad, pero esa conexión hace décadas que la hemos perdido. No se nos permite que así sea. Arrebatándonos todo el placer que conlleva gestar, parir, lactar y criar solo nos queda una cosa disponible para nosotras: el hogar. La soledad del hogar. La abnegación del hogar. El servilismo. La mala interpretación de los cuidados. La esclavitud. La entrega, esa entrega que pasa por encima de lo que una es. Porque así aman las madres, por encima de sí mismas. Y, es verdad, el amor de madre es algo profundo, pero no ahoga, no encierra y no es todo lo que somos. Una mujer tiene muchas más dimensiones, aunque para bastantes de nosotras la maternidad sea una de las más importantes. Además, hay que decirlo alto y claro: la maternidad no es un requisito indispensable para la plenitud vital.

Con el paso del tiempo y la pérdida de la vida en comunidad, las madres se han visto cada vez más solas. Antes, al vivir con nuestras abuelas, nuestras primas, nuestras hermanas y al compartir la vida con nuestras vecinas y amigas, todas conocían los entresijos de las experiencias femeninas, porque hablaban entre ellas, porque estaban juntas, porque la maternidad formaba parte de la sabiduría popular. Porque las mujeres estaban relegadas al hogar, pero estaban juntas. Ahora estamos solas, hace ya algunas generaciones, y eso va dejando huella. Lejos de la información y la sabiduría ancestral, lejos del calor de las mujeres de nuestro entorno, lejos de un espacio donde se valore nuestra salud mental, se hace muy difícil maternar si no sabes adónde vas, si no hay alguien que le ponga nombre a lo que estás viviendo, si no hay referentes, si no hay un lugar donde hacer preguntas, si no hay otras manos para cuidar a esos bebés y para cuidar a esa madre, si no hay ocio, si no hay comunidad, si no hay placer.

Solas, desconectadas inevitablemente de nuestra intuición y nuestro instinto, mirando fijamente a nuestro bebé durante horas, la única opción que nos queda es enloquecer. Que es, exactamente, lo que está sucediendo.

Antes, en comunidad, ocupábamos algunos espacios, como la cocina, el lavadero, incluso la calle. Mientras los hombres trabajaban, las mujeres se ocupaban de los cuidados, pero también ocupaban un espacio común. Un espacio de mierda, estamos de acuerdo, no voy a ser yo quien defienda cómo vivíamos antes y las pocas libertades que teníamos, aunque para la maternidad en concreto nos iba un poco mejor aquello que esto que tenemos ahora. Porque ahora, al vivir cada una en nuestro pisito, al tener que volver rápidamente al mercado laboral porque nos han vendido que esa es la verdadera liberación femenina (mentira), lo que ha sucedido es que seguimos ocupándonos de los cuidados sin remuneración y además trabajamos fuera de casa. Y todo eso lo hacemos habiendo perdido los espacios físicos que teníamos dedicados a la maternidad, la crianza, la red afectiva y el sostén emocional.

El resultado de eso es que se nos ha privado de todas las herramientas de gestión, como la comunidad, además de la posibilidad de aprender de las mujeres más mayores y ver, antes de vivirlo, cómo se pare o cómo se da el pecho, alejándonos así de la sabiduría ancestral y popular y eliminando los espacios que usábamos para compartir y sentirnos acompañadas. De este modo, la maternidad se ha vuelto una experiencia dura, oscura y relegada solo a lo personal. Pero lo personal es político, chicas. Ocupar el espacio es una cuestión política. Es urgente que las madres ocupemos el espacio.

Casilda Rodrigáñez, escritora, dice en su libro *Pariremos con placer*: «Hay que recuperar la maternidad, el espacio y el tiempo de la simbiosis primaria». (Lo de la simbiosis primaria lo veremos en la cuarta parte.)

Ocupar espacios

El imaginario colectivo, las creencias colectivas, el relato colectivo, se construye a través de realidades tangibles como pueden ser los espacios físicos.

Para explicar esto siempre pongo el ejemplo del fútbol. Todas sabemos que el fútbol ocupa mucho espacio en nuestro sistema. Siempre hay algún partido, grandes celebraciones, todo el mundo conoce los nombres de los hombres que lo practican, siempre se habla de ello en el telediario. Hay grandes estadios de fútbol, inmensas zonas de entrenamiento, casas de apuestas, espacios ciudadanos donde ocurren las celebraciones, calles cortadas cuando se gana algún campeonato, tráfico en los alrededores de los estadios cuando hay partido, hasta el 80 por ciento del patio de un colegio está ocupado por un campo de fútbol. Muchos bares son casi de uso exclusivo de los futboleros cuando hay partido, incluso la calle se vuelve suya cuando se juega algún partido importante. Las ciudades se llenan de hombres (en su mayoría) con una camiseta del equipo que sea. El fútbol, nos guste o no, ocupa espacio, y aunque no lo veamos o no nos guste conocemos casi todos los secretos de este juego.

Con esto no quiero decir que el fútbol sea malo (aunque tengo mi propia opinión), hablo de cómo algunas cosas ocupan un espacio enorme para que podamos ver el espacio minúsculo y ridículo que ocupa la maternidad, como si todos los seres humanos no fuéramos sujetos activos de esa experiencia. Porque todas nacemos, da igual que luego maternemos o no, pero nacer, nacemos.

¿Cómo es posible que la forma de nacer y crecer no sea algo que ocupe todo el espacio del mundo? Si la maternidad no está en todas partes, si las niñas no conocen su aparato reproductor, si no hay educación maternal en ningún sitio, si seguimos sin poder ver a las mujeres lactar o compartir sus experiencias, seguiremos para siempre en esta situación de profundo desamparo.

¿Qué espacio físico ocupan, hoy en día, la gestación, el parto, el puerperio y la maternidad? A grandes rasgos, dos espacios muy delimitados. El espacio sanitario y el espacio del hogar.

El espacio sanitario

El embarazo, que es *a priori* un proceso saludable de la vida de la mujer, se ha reducido a un seguimiento sanitario. Todas las embarazadas saben que cuando tienen un test de embarazo positivo deben ir a hacerse una ecografía y, a partir de ahí, empezar con el seguimiento que les ofrecen en su centro de salud o en su clínica privada. De la ginecóloga a la matrona, de la matrona al análisis de sangre, del análisis de sangre a la prueba del azúcar, de ahí a la del estreptococo y de ahí a las clases preparto, muchas de ellas obsoletas y muy centradas en la vía medicalizada, muy poco centradas en el empoderamiento de la mujer que va a parir y en la fisiología del parto.

Si ese es el espacio que ocupa el embarazo para todas, esa es la realidad que se va a establecer en la sociedad, en el imaginario colectivo. Convertimos así el embarazo en un proceso médico, que debe ser controlado casi con obsesión, protocolario, intervenido y de riesgo.

Los embarazos, todos, se catalogan de alto riesgo, de riesgo medio o de bajo riesgo. ¿Qué coño quiere decir de bajo riesgo? Si es bajo riesgo es que no hay riesgo. ¿Por qué está la palabra *riesgo* ahí?

Este es uno de los ejemplos de lo que hace el lenguaje también en el imaginario colectivo (algo que abordaremos con calma cuando hablemos del embarazo y el parto en los capítulos 2 y 3). Porque entonces entendemos que un embarazo es un proceso de riesgo, de alto o de bajo, pero de riesgo en cualquier caso. Y eso no solo es mentira, sino que es muy irresponsable para con la salud mental de las mujeres. Porque difícilmente vamos a poder disfrutar de un proceso como el embarazo si todo el rato estamos necesitando que alguien de fuera nos diga que todo está bien y si sentimos que estamos en riesgo tanto nosotras como nuestro bebé.

Con esto no estoy diciendo que no deba ser controlado y que no deba tener un seguimiento que nos permita ver irregularidades o enfermedades fuera de la norma que nos permitan intervenir a tiempo. Lo que quiero decir es que ese no puede ser el único espacio que ocupe el embarazo, ni siquiera el más amplio. Debería ser un recurso más para que la experiencia sea placentera, debemos tener la seguridad de que la sanidad va a poder detectar posibles problemas y va a poder solventar algunas necesidades que puedan surgir. Pero la mayoría de las mujeres no necesitan en ningún momento del embarazo ser tratadas por un médico y, en cambio, todas las embarazadas sí pasamos por replantearnos nuestra vida, por revisar nuestra relación con la madre, por vivir desencuentros con nuestra pareja, por tener dudas sobre si seremos o no capaces de criar a ese hijo que llevamos dentro y por una necesidad muy profunda de relatar lo que estamos atravesando. No todas necesitamos un médico, pero sí todas necesitamos compartir.

El espacio del hogar

La casa. Los trapos sucios se lavan en casa y la maternidad también se gestiona ahí. Se gestiona, se atraviesa o, en muchos casos, se sufre en casa.

La maternidad es de las madres y las madres son de la casa (léase mi ironía con esto, por favor). La madre cuida, limpia, ordena, cocina y sonríe. A nadie nunca le ha preocupado lo que les sucede a las madres porque es muy difícil preocuparse por algo que no se ve. Las madres no se ven. Todo lo hacen como un duendecillo, todo está siempre hecho y a punto. Pero nadie ve lo que hacen las madres.

Durante décadas ese ha sido el destino de la mayoría de las mujeres: el hogar, la crianza, los cuidados no remunerados. Sin embargo, que siempre haya sido así no quiere decir que esté bien. Ahora, muchas mujeres elegimos de forma consciente poner en pausa nuestra vida laboral para criar y pasamos muchas horas solas en casa, mirando a nuestro bebé. Eso no es saludable para nadie, porque la vida está hecha para compartirla y la maternidad no puede ser menos. Si la maternidad no se comparte, entonces se sufre. La maternidad es y debe ser maravillosa, al menos el 50 por ciento de la vivencia. ¿Os acordáis de que hablábamos de la luz y de la sombra? Pues por lo menos ambas cosas deberían estar en el mismo porcentaje. Lo ideal sería apreciar siempre más luz que sombra, pero nunca normalizar que haya más sombra que luz.

Para que eso suceda, la maternidad debe estar bien acompañada y sostenida. Encerradas en casa solo podemos enloquecer. Y eso es lo que han hecho las mujeres durante décadas, enloquecer entre las paredes de su casa, haciéndolo todo por los demás sin tener espacio de autocuidado, de escucha y de compartir. De ahí surge también este libro, para relatar y narrar la experiencia materna desde la propia vivencia y el acompañamiento de madres muy distintas entre ellas.

El espacio que debería ocupar

Todo. Para mí, el mundo debería girar en torno a la experiencia materna y al desarrollo de las criaturas. La maternidad no se cuida en nuestra sociedad, entre otras cosas, porque tampoco se cuida la infancia. Al sistema le importan tres pepinos el desarrollo y las necesidades de los bebés, así como el vínculo con sus madres. El vínculo con nuestra madre determina cómo vamos a vincularnos con el resto del mundo en la vida adulta. Si pusiéramos todos los esfuerzos y los recursos para que el vínculo maternoinfantil fuera siempre sano y seguro, tendríamos otra sociedad distinta.

Yo ya creía en esto que os cuento desde que me quedé embarazada, sentía que si la sociedad girase en torno a la maternidad y la crianza, todo sería muy distinto, pero leyendo *Maternidades subversivas*, de María Llopis, me convencí del todo.

En este libro, María entrevista a un grupo de mujeres sobre diferentes formas de vivir la maternidad, y en un capítulo comparte su «Guía para una sociedad matriarcal y ecofeminista», que también podéis encontrar en su blog. Hay dos puntos de esta guía que me resultan reveladores y con los que comulgo plenamente.

El primer punto es, ni más ni menos, el de «la unidad familiar se articula en torno a la madre», donde María propone que haya una matriarca elegida por los miembros de la familia y donde toda la familia, hijos, sobrinos, abuelos y primos, vivan juntos y los pequeños sean criados por todos. Así también defiende que «la familia matriarcal no es compatible con el matrimonio, todos sus integrantes son consanguíneos y la sexualidad nunca funda un hogar».

Los demás puntos son muy interesantes para reflexionar sobre cómo nos relacionamos y nos vinculamos, pero el punto nueve es el otro que quiero compartir. María lo titula «El bienestar de las criaturas como base de la sociedad», y dice lo siguiente: «El bienestar de las criaturas es el eje fundamental de la organización social. Se tiende a pensar que un matriarcado vendría a ser lo contrario que el patriarcado: en vez de ser las mujeres las oprimidas, serían los hombres. Nada más lejos de la realidad, la crianza es la prioridad en las sociedades matriarcales».

Y la crianza y la infancia solo pueden ser el eje de la sociedad si primero miramos a las madres. Si no cuidamos a las madres, no podemos cuidar a la infancia, ya que el vínculo materno es el que marca cómo vamos a vincularnos con el entorno y con el mundo. Cuidar ese vínculo, cuidar la forma en la que nacemos y somos criadas marca un antes y un después en nuestras vidas y en nuestro desarrollo. Imaginaos eso a gran escala: madres plenas, sostenidas, que pueden cuidar con placer y gozo, sin perderse a ellas mismas, disponibles para sus hijos, con todo un sistema que facilita el nacimiento fisiológico, que potencia la lactancia materna y que cría a los pequeños en comunidad.

Pensando en esto, me pregunté qué podía hacer yo de forma realista y tangible para mejorar la experiencia materna de todas. Ya que la maternidad no ocupa ni de lejos el espacio que debería ocupar y que las mujeres llegamos a la maternidad sin tener ni idea de adónde vamos, pensé que sería interesante acompañar a mujeres que aún no son madres y charlar con ellas para escuchar sus fantasías, sus miedos, sus dudas y poder brindar información y recursos antes de que iniciaran el camino de la maternidad, deseando que eso hiciera de su experiencia un camino más placentero. Por tanto, además de acompañar la maternidad, me propuse acompañar la decisión de ser madre.

3

ACOMPAÑANDO LA DECISIÓN

Una de las primeras conclusiones que saqué cuando empecé a acompañar embarazos y pospartos fue que el problema más grande residía en el hecho de no haber tenido información antes. Todas las mujeres decían, antes o después: «Me habría gustado que alguien me hubiera contado esto o esto otro antes de ser madre». Por eso empecé a divulgar. Es importante que la información sea accesible y que nos llegue desde la infancia. Debería saberse qué implica un embarazo, qué sucede en tu cuerpo, en tu mente y en tu corazón. Deberíamos conocer qué podemos sentir en el posparto o cómo se da el pecho. Deberíamos saber, como sociedad, cómo sucede un parto. Todas y todos nacemos, pero sin embargo muy poca gente puede explicar cómo sucede un parto.

Está en nuestras manos que eso pueda ir cambiando. Es importante nombrar y contar nuestras experiencias a las mujeres de nuestro entorno, compartiendo también lo bueno, las vivencias positivas y luminosas, porque parece que solo hay que contar lo malo para que las madres primerizas estén avisadas y prevenidas de lo que les viene encima. No, no, yo hablo de narrar la experiencia de la maternidad al completo, con toda la luz y toda la sombra, para que, poco a poco (ojalá fuera rápido, pero no lo será), todas las madres puedan tener la información necesaria para vivir sus embarazos, sus partos y sus crianzas con la mayor consciencia y libertad posibles.

Otra conclusión a la que llegué fue que no había espacios de conversación sobre esos temas. En nuestra sociedad, en general, no existen demasiados espacios de debate o acompañamiento para determinados temas, y, además, si vas a terapia en busca de ese espacio, te miran un poco raro. Trabajar las emociones, escucharse, escuchar a otras personas, compartir, cuestionarse y construir nuestros propios relatos no es algo que hagamos con normalidad en nuestra sociedad.

Entonces empecé a preguntarme qué pasaría si hubiera un espacio donde, junto con otras mujeres, pudiéramos expresar todo lo que pensamos sobre ser madres, antes de ser madres. Un espacio donde volcar todos los miedos, hacer todas las preguntas y abrir todos los temas, independientemente de si quieres, finalmente, ser madre o no. Poder hablar de la maternidad sin juicios, sin normas, sin filtros. Un espacio incluso para aquellas que deciden no serlo, porque la maternidad nos atraviesa a todas, incluso si decidimos no tener esa experiencia en nuestra vida. Todas deberíamos poder hablar y debatir sobre una experiencia tan brutal, porque independientemente de que queramos vivirlo o no, nuestras compañeras lo están haciendo y es importante poder entender y conocer la experiencia materna en profundidad.

Por eso empecé a acompañar la decisión de ser o no ser madre. Durante años he estado dinamizando un espacio para hablar de maternidad con mujeres que no son madres, y los miedos y dudas que tienen las asistentes son siempre los mismos. Qué curioso, una vez más, mogollón de mujeres pasando por lo mismo pero sin hablar entre ellas. Así vivimos siempre las mujeres, viviendo experiencias en soledad pero todas a la vez.

Comparto contigo los miedos o inquietudes más comunes que las mujeres comparten antes de ser madres, a ver si te resuenan.

Carrera laboral

En el sistema patriarcal capitalista en el que vivimos se ha hecho desde siempre mucho hincapié en la realización laboral. Nos definimos a partir del trabajo que desempeñamos para poder pagar la vida. Además, el trabajo se entiende como parte de la liberación de la mujer. Ahora podemos ser lo que queremos sin el permiso de nadie. Y hay una creencia extendida de que cuando eres madre tu carrera laboral termina, se trunca, se frena.

No seré yo quien niegue que estamos absolutamente desprotegidas frente a violencias, despidos y malos tratos cuando anunciamos en el trabajo que estamos embarazadas, y ya no os cuento si decidimos dedicarnos a criar a nuestros peques y cogemos excedencias, permisos o reducciones. Pero también es verdad que hemos volcado nuestra esencia y nuestro valor en el trabajo que desempeñamos, y eso es también un error.

Maternar implica tiempo. Frenar, sí. Y frenar es un ejercicio de muchísima valentía, porque el mundo no frena nunca y hacerlo implica quedarse de algún modo atrás. El sistema productivo sigue su ritmo frenético y tú vas a contracorriente. Estás en tu sofá, mirando a tu bebé, que ni siquiera se aguanta sentado, y piensas: «Pero ¿cómo voy a dejar a esta cosita en un sitio con otras diez criaturas y me voy a ir a trabajar perdiéndome todo esto?».

Entonces nos encontramos todas en la misma encrucijada, eligiendo renunciar a la crianza o renunciar a nuestra carrera laboral. Poner freno a lo productivo, entendiendo productivo como productivo para el sistema, insisto en que es algo muy valiente, además de un privilegio, ya que son unas pocas las que pueden renunciar a su carrera laboral y seguir comiendo. Pero las que pueden poner freno a esto deben saber que ello no implica soltar para siempre. Es importante entender los tempos de los procesos biológicos, y un posparto y una crianza requieren tiempo. Un tiempo que no vuelve. Los bebés no son bebés para siempre, son bebés un rato. Y parar lo que el mundo espera de ti durante un rato puede cambiarlo todo.

Aquí también entra la cuestión económica, por supuesto. Tener o no tener suficiente dinero para mantener y cuidar bien a un bebé. Existe la creencia de que hay un momento de tu vida en el que te estabilizas económicamente. Algún momento de tu carrera donde tu sueldo ya te permite ser madre. Y digo creencia porque realmente dudo que exista un momento clave en el que tu vida ya no pueda dar más vuelcos. Aun así, esta idea está extendida y hay que darle espacio y validación.

Estar preparada

Hay quien necesita estar preparada a nivel emocional y madurativo, para entendernos. Hacer ciertos trabajos terapéuticos, superar algunas etapas de su vida, gestionar algunas vivencias o alcanzar determinados hitos vivenciales. No voy a parar de hacerte *spoilers*: para ser madre no hay que estar preparada. No se puede estar preparada para algo que no sabes lo que es.

Ser madre es un proceso terapéutico en sí mismo. Si pensabas terminar tu trabajo personal antes de iniciar este camino, lamento comunicarte que ser madre es el inicio de otro trabajo personal. Y es largo y complejo. Ser madre es un encuentro con la propia sombra, como bien titula uno de sus libros Laura Gutman. Es un camino con un espejo delante, y atreverse a mirar en él tiene muchas implicaciones.

La maternidad te muestra una nueva yo, te lleva a tus límites y despierta tus monstruos. Pero también alumbra tus sombras. Y con esto quiero decir que, para mí, autoconocerse me parece vital para una vida plena y consciente, y la maternidad no te deja más opción que la de conocerte cada día un poquito más a fondo, aunque a veces te duela lo que veas.

Por eso dudo de que en algún momento estés cien por cien preparada, que no sea esa una exigencia para tomar la decisión. Si sientes el deseo o la necesidad de vivir esta experiencia, que no te frene una idea como la de «estar preparada», porque puedes tener más o menos herramientas, más o menos red afectiva, pero la maternidad va a dar un vuelco a tu vida estés o no preparada, así que ese no debería ser el argumento que te frene.

Ser madre joven

¿Cuál es la edad perfecta para ser madre? En realidad, ninguna. O cualquiera. Porque tu edad no garantiza absolutamente nada. Serás una madre estupenda con cualquier edad. Pero eso muchas veces frena. Frena o te mete prisa. Si tienes veintitrés años y quieres ser madre, te mirarán como a una loca y hasta con pena porque seguro que ha sido sin querer. Pero si tienes treinta y ocho años empezarán a preguntarte y a decirte que a ver si se te va a pasar el arroz. ¿Y si se callara todo el mundo? Qué fácil sería vivir, sentir y decidir si la gente pensara antes de hablar y volcar su basura encima de las demás.

No hay una edad perfecta para concebir una vida. Puede parecer que ser madre es algo que se hace cuando ya se tiene todo hecho. Como si fuera lo último que hay que hacer, reproducirse. Ya tengo trabajo estable, el piso comprado, una relación de pareja de diez años y he viajado por todo el mundo, ahora ya puedo ser madre. Es una opción, desde luego. Sabrás muchas cosas, tendrás muchas vivencias que contar y probablemente estés en un momento vital de mucha calma interna. ¿Eso quiere decir que si eres madre joven lo harás peor? En absoluto. Será todo muy distinto. Tendrás más energía para sostener el poco descanso, podrás cumplir esas *cosas por hacer* en compañía de tus peques y a los cuarenta años los tendrás fuera de casa y podrás volver a ser mucho más independiente.

Ser madre tiene un trillón de cosas buenas. Y las tiene lo hagas antes o después, si lo haces por elección. Esta fue la única crítica o conflicto con que me encontré cuando decidí ser madre. Pero me lo encontré una vez embarazada. A mí no me costó nada tomar la decisión, era algo que tenía clarísimo, el problema era más del tipo «Por favor que sea ya», y no de circunstancias o pensamientos que me estuvieran frenando. Pero al quedarme embarazada a los veintitrés años me encontré de frente con el juicio de los demás. Solo había dos reacciones posibles cuando comunicaba mi embarazo: había quien pensaba que me había quedado sin querer y no sabían si felicitarme o darme el pésame, y había quien pensaba, e incluso me decía, «esta loca acaba de echar su vida por la borda». No había alegría por ningún lado. Eso me impactó mucho. Yo estaba feliz, había conseguido lo que quería, estaba pletórica y el mundo me miraba como si me hubiese vuelto loca. Nadie, o casi nadie, me miraba como a una persona adulta y funcional que había decidido conscientemente tener esta vivencia. Pero me negué a cambiar la mirada que yo tenía sobre lo que estaba haciendo.

Me preguntaban: «Oye, ¿y tu vida?». Y yo no podía más que pensar en mi tripa creando un nuevo corazón y les decía: «Pero si la tengo dentro».

Me miraron durante todo el embarazo como si me fuera a perder, pobre desgraciada, como si tuviese una enfermedad terminal y la única opción fuera la pena. No sabéis el fuego que sentí en el estómago cuando me di cuenta de que yo tenía razón y que en lugar de morirme renací.

Relación de pareja

Va a cambiar. Si ese es tu miedo, ya te lo confirmo. ¿Cambiar es destruirse? Evidentemente no. Pasar de pareja a familia y además tener tiempo de pareja en exclusiva es muy complicado. Requiere de mucha comunicación y mucha escucha. Y tú dirás, «Pues qué fácil entonces, comunicación, hablar y escuchar, estupendo». Pero eso no es del todo así. No vivimos en una sociedad que se caracterice por una educación emocional demasiado exquisita. De hecho, en realidad solo escuchamos para responder, y eso no es exactamente escuchar.

Si este es uno de tus miedos, trabaja en ello. Sí, tu relación va a cambiar, pero tú puedes elegir si cambia hacia la expansión o hacia la distancia entre ambos. Hay que hablar, y hablar implica ser honestas. Ambas partes de la pareja. Hacerse preguntas, compartir imaginarios, preguntar cómo está la otra o el otro y expresar cómo estamos nosotras, cómo nos sentimos con cada idea. Y pactar. Después de hablar, pactar. Pactar para cubrir las necesidades de los dos. Y volver a pactar a medida que avance el tiempo y tus necesidades cambien. Y permitir que las necesidades de tu pareja cambien también. Y acompañaros desde la certeza de que estáis en el mismo equipo.

Perderse a una misma

He aquí un ejemplo perfecto de la importancia del lenguaje. Perderse a una misma evoca catástrofe, ¿no? Tristeza, pérdida, anulación. Ser madre es transformarse, sí. Para hacerlo hay que dejar cosas atrás. Las mariposas también dejan atrás lo que fueron antes. Pero si enfocamos la energía en lo que estamos dejando atrás, en lo que estamos «perdiendo», no vamos a poder ver todo en lo que nos estamos convirtiendo, no podremos valorar cómo nacen partes de nuestra personalidad, de nuestro sentir y de nuestras emociones que ni siquiera sabíamos que existían.

Los cambios de etapas en la vida siempre generan vértigo, como las mudanzas, los viajes largos, las rupturas de pareja o los nuevos inicios. Siempre que te transformas dejas algo atrás, pero tú puedes elegir qué es eso que dejas y qué es lo que te vas a quedar en esta nueva etapa.

Hay que entender que ser madre no es una experiencia inocua.

Entendemos que si cambiamos de país vamos a necesitar un tiempo para recolocarnos. Necesitaremos encontrar una nueva casa, un nuevo trabajo, crear nuevos vínculos. Hace falta tiempo para reubicarse en otro lugar, en otra ciudad o en otro trabajo. ¿Cómo no iba a requerir tiempo convertirse en madre? La transformación personal y las implicaciones que eso tiene a nivel emocional son innegables y necesarias. Sentir que te has perdido, que lo has perdido todo, que todo lo miras con otros ojos, que hablas otro lenguaje, que el contador se ha puesto a cero, es normal y tiene un sentido.

Lo abordaremos más adelante, pero permitirte conocer a la nueva mujer en la que te vas a convertir es una experiencia brutal.

Hacerlo sola

No se puede. Como tampoco se puede hacer solo en pareja. Hay un proverbio africano que dice: «Se necesita una aldea entera para criar a un niño». Uno de los grandes males que atraviesa ahora la maternidad y la crianza es esta soledad a la que nos han abocado. Cada una en su casa, sola, mirando a su bebé fijamente, sin compartir, sin red, sin ayuda, sin relevo. Y acabamos locas, claro. Porque esto no puede ni debe hacerse así. Es necesaria la red afectiva que sostenga a esa madre para que ella pueda sostener a su bebé. La salud mental de esa madre depende directamente de cómo esté, de si está o no sostenida y de cómo se construye su entorno.

Al inicio, el bebé necesita el cuerpo de la madre, así que la red debe sostener a la madre a nivel logístico y emocional para que ella pueda dedicarse, en exclusiva a poder ser, al cuidado de su pequeño.

Cuando avanzan los meses y el bebé empieza a ser independiente, la comunidad, la red debe empezar a sostener y acompañar a esa criatura ofreciendo espacios de descanso y autocuidado a su madre. Si piensas iniciar este camino sola (y si lo vas a hacer en pareja también), busca tu red. Busca tu comunidad. ¿Quién va a sostenerte a ti? Hazte esta pregunta y no pares hasta que encuentres la respuesta. Y la respuesta no es *yo misma*, no es *yo puedo*, porque sencillamente no puedes, ni tú ni ninguna de nosotras. No nos han enseñado a pedir ayuda, e internamente estamos convencidas de que nosotras solas podemos con todo.

Pero no, no podemos. Y no pasa nada. Busca grupos, amigas, otras madres monomarentales si es tu caso, familia y profesionales.

Lo más importante antes de tomar esta decisión es saber quién va a cuidar de ti.

¿Por qué quiero ser madre?

Está bien poderse hacer esta pregunta. En realidad no hay una respuesta buena o mala, pero es positivo tener consciencia de por qué estamos tomando esta decisión. A veces viene sin más y no podemos pensarlo; no importa, en esos casos no hay nada malo. Me gusta invitarte a reflexionar porque respondiendo a por qué quieres ser madre puedes comprender muchas partes de ti, de tu personalidad, de tu infancia y de tus aspiraciones.

También puedes hacerte esta pregunta si ya eres madre. ¿Qué esperabas o qué querías de la maternidad?

En un sistema capitalista y patriarcal no existen las decisiones libres, pero sí las decisiones conscientes. No nos escapamos de las creencias ni de la educación que hemos recibido y es muy difícil saber qué es real y genuinamente nuestro y qué viene impuesto por la cultura o la sociedad. Da igual si llegas a la conclusión de que quieres ser madre porque es lo que se supone que se espera de ti, porque quieres o necesitas cumplir con ese mandato... Todo está bien, lo positivo es darse cuenta, ser consciente. Puede que quieras ser madre porque desde pequeña te han dicho que ser madre es lo que realiza a una mujer, o porque has tenido una infancia difícil, con unos padres poco presentes, y tienes ganas de sanar a tu niña interior maternando como no te maternaron a ti. Puede que lo seas porque tu pareja quiera, o porque siempre has proyectado un futuro rodeada de niños y niñas. Puede que quieras ser madre porque te sientes sola o porque tienes ganas de vivir la expansión personal que supone ser madre. Da igual lo que te lleve a la maternidad, solo es importante para ti. Porque lo que esperes de ella marcará tu propia vivencia.

No quiero ser madre

Ser madre se entiende como un mandato social, que las mujeres debemos cumplir antes de que «se nos pase el arroz», pero no todas estamos hechas para transitar esta experiencia, no a todas nos apetece vivir la maternidad en nuestras carnes. Y tomar la decisión de no ser madre implica también una lucha con el entorno y la opinión de la sociedad. Elegir no ser madre implica lidiar con comentarios como ese famoso y cansino «Es que se te va a pasar el arroz» que ya he citado, u otros como «¿El bebé para cuándo?» o «Con la alegría que dan los niños, ¿por qué tardáis tanto?», entre muchos otros.

Tenemos tan arraigado en el inconsciente que a las mujeres nos realiza única y exclusivamente la maternidad que nos cuesta entender por qué una mujer puede elegir no vivirla. ¿Qué va a ser de ella?

No querer ser madre es tan lícito como querer serlo. Como dice el lema a favor del aborto: «La maternidad será deseada o no será».

Y este lema me lleva inevitablemente a nombrar un tema muy tabú como es la interrupción voluntaria del embarazo. Existen mujeres que deciden interrumpir sus embarazos y nadie cuida de ellas. No existe un acompañamiento emocional para ellas a nivel social; aunque abanderemos el discurso proaborto, hay cierto juicio. Esas mujeres también viven un duelo, por mucho que la decisión haya sido suya. Desde aquí, quería también nombrarlas y darles espacio en este libro, porque interrumpir un embarazo también forma parte de la experiencia materna, no es inocuo ni para el cuerpo ni para el corazón.

4

LA BÚSQUEDA DE EMBARAZO

La terapeuta Ángeles Hinojosa dice[1] que «la concepción sucede cuando la mamá le dedica su primer pensamiento a esa criatura». Eso no siempre es en el momento de descubrir el positivo. La mayoría de las veces sucede antes, en muchos casos incluso años antes de que ese embarazo llegue. Y en algunos casos el embarazo nunca llega.

La primera vez que pensamos y decidimos ser madres empieza un proceso para nosotras. Nos convertimos en madres en el instante en que dedicamos ese primer pensamiento a nuestro hijo aún no concebido. Nos proyectamos, nos imaginamos, nos construimos. Ese bebé ya ocupa parte de nuestro cerebro, nuestro cuerpo y nuestro corazón, y empezamos a crear y fortalecer ese vínculo desde que tomamos la decisión de buscar un embarazo.

La búsqueda puede ser un proceso rápido y placentero, pero también largo y con intervenciones que lo dificulten y lo alejen del placer. El tiempo que nos lleve esa búsqueda va a determinar cómo nos sentimos, así como las intervenciones que llevemos a cabo o los bebés que perdamos por el camino.

1. Ángeles murió durante la escritura de este libro, así que tengo que escribir «Ángeles *decía*».

Emoción, alegría, excitación

Cuando empieza la búsqueda, estas emociones suelen ser las que nos invaden. Quizá también un poquito de miedo y vértigo frente al cambio, aunque lo más probable es que estemos ilusionadas y llenas de vida. Tomar esta decisión es muy emocionante y excitante, y en el caso de que la tomes en pareja seguramente se deba a que estés teniendo un sexo placentero y frecuente, casi mágico, con esa energía de «estamos buscando a nuestro bebé». Todo un proyecto vital que se forja entre dos cuerpos desnudos. Incluso si inicias este camino sin pareja, la sensación en el estómago es parecida a la que tenemos al subir a una montaña rusa. Ese ahogo, esos nervios, esa emoción... Todo ello es pura fuerza vital.

Yo te invito a que te dejes llevar por estas emociones el mayor tiempo posible, que trates de conectarte con el placer todo lo que puedas y que intentéis disfrutar de un proceso tan mágico como es la búsqueda de una nueva vida. Que cuando venga el susto porque te baja la regla y no te has quedado a la primera, o cuando empiecen a pasar los primeros meses y te dé por pensar que a lo mejor no sucede, o cuando aparezcan esos pensamientos negativos, esos miedos, y te desanimes, te invito a que medites o que te abraces fuerte al cuerpo de tu pareja, que busques qué es lo que te funciona a ti, pero sobre todo que pongas energía en la reconexión con estas emociones de placer y bienestar el mayor tiempo posible.

El periodo medio de búsqueda de embarazo es de un año. Un año es mucho cuando sentimos intensamente ese deseo, y puede haber meses más difíciles de sobrellevar y otros más placenteros. Incluso hay mujeres que sienten mucho dolor y mucha pena con la llegada de cada regla. Lo llaman *microduelos*, y aunque no había un bebé ahí, sí lo había en el corazón de esa madre, así que evidentemente son duelos válidos y normales. Como te decía antes, el vínculo empieza cuando eliges ser madre y, por lo tanto, todo ese deseo palpita en cada óvulo. Es normal, lógico y sano que cuando viene la regla sientas pena, frustración, desesperación, ahogo. Permítete vivir tu pequeño duelo por ese diminuto ser imaginario que aún no llega.

Puede ocurrir que llegue un momento en el que ni haciendo tus mayores esfuerzos puedas reconectarte con la calma y el placer, y la búsqueda se vuelva cada vez más controladora y obsesiva. Es humano sentirse así, pero no te olvides de cuidarte y mimarte.

Control y obsesión

La realidad es que entra dentro de lo posible que el proceso se alargue. Si llevas más de un año buscando un embarazo o si estás en procesos de reproducción asistida, es muy probable que visites estas emociones más a menudo de lo que te gustaría. Pero ¿cómo no hacerlo? Elegir ser madre inunda tu día a día, cada vez con mayor intensidad. Y cuanto más se te niega, más se intensifica ese vacío que no se está llenando. Las fechas, las ovulaciones, las veces que tienes que pincharte, las visitas al médico, el dinero, el calendario que avanza y los planes en familia que no llegan.

No voy a darte una solución para esto. Ni voy a decirte: «Relájate, todo saldrá bien cuando te relajes». Pero sí te pido que seas compasiva contigo misma. Y que te mires y te escuches con el mismo amor con el que lo harías si esto que te pasa te lo contara una amiga. Que te permitas esto que estás sintiendo, que comprendas por qué se generan estas emociones que sientes y que busques la manera de estar más tranquila. No porque «relajándote todo saldrá bien», sino por una cuestión de salud mental, de perspectiva, de respirar, analizar la situación, comprenderla, aceptar lo que sientes, darle un valor, una validación. Y estar más tranquila para poder intentar conectar con el placer y la emoción de estar buscando un embarazo. No para que «salga bien», sino porque te lo mereces.

Es probable además que estos problemas los vivas en silencio, ya que la búsqueda de embarazo y los procesos de reproducción asistida son muy tabú aún en nuestra sociedad. Te animo también a que lo compartas, no con todo el mundo si quieres ahorrarte comentarios absurdos, pero sí con alguien de tu confianza que pueda acompañarte, o que busques mujeres de tu entorno que hayan pasado o estén pasando por lo mismo. Porque no estás sola, y vivir todo esto rodeada de apoyos y pudiendo verbalizar cómo estás va a hacer que el camino sea ligeramente más liviano.

Ansiedad y miedo

La búsqueda puede acabar siendo dolorosa, llena de miedo, ansiedad y sensaciones desagradables. Cuando la búsqueda se alarga aún más, cuando hay pérdidas o cuando los tratamientos de reproducción asistida fallan, todo se vuelve más complejo, más difícil de gestionar y la emoción que predomina es el dolor. También es importante dejar que eso suceda, al final el dolor siempre es la sombra del amor. Cuanto más deseo y más amor hay, seguramente más dolor habrá cuando el positivo no llegue. Es importante que puedas buscar un sostén, un espacio de acompañamiento o mujeres en la misma situación que tú. Compartir lo que te pasa porque no estás loca. Y es probable que sientas algunas cosas que te hagan sentir culpable. Puede que no te alegres cuando tu amiga te dice que está embarazada, o que te entren ganas de llorar cuando te cruzas a una mujer con un bebé por la calle. Esto no solo es normal, sino que deberías poder aceptarlo.

En estos momentos aparece el más temido de los miedos, la posibilidad real de no poder ser madre. Son muchas las mujeres que atraviesan estas emociones y es muy injusto que tengan que hacerlo en silencio. A menudo los entornos no están preparados para sostener estos relatos sin hacer comentarios que duelen más que otra cosa.

Estas emociones, este trozo del camino de la búsqueda del embarazo es el más invisibilizado. Es tremendamente común, pero la mayoría de las mujeres lo viven en soledad, con vergüenza y miedo. Narrar la experiencia materna es importante, aunque nos incomode, aunque haya mucha sombra o mucho dolor. Porque cuando miramos de frente a la temida infertilidad parece que todo se nos desmorona, la pareja se remueve, nos culpamos, nos preguntamos mil cosas y sentimos mucho dolor y mucho vacío. Lo esencial de estos procesos de reproducción asistida y de infertilidad es que podamos empezar a compartirlos y visibilizarlos para que las mujeres que los viven no se sientan solas ni a veces incluso locas.

Por eso le he pedido a Marta, una mujer a la que acompañé durante su posparto, que nos narre su historia de búsqueda de embarazo, para que las que no lo han vivido lo conozcan y las que lo hayan vivido se sientan sostenidas.

La historia de Marta

Empezamos el proceso de búsqueda en 2014. Primero nos casamos, porque era imprescindible si queríamos tener un hijo a nombre de las dos. Ahora por suerte la ley ha cambiado. Nuestros amigos nos ofrecían su esperma, pero decidimos comprarlo en Cryos. Queríamos conocer datos del donante. Y en Cryos, aunque escogiésemos una donación anónima, pudimos acceder a fotografías, ver su sonrisa, leer un cuestionario sobre sus gustos personales, saber si había hecho el servicio militar (motivo de descarte para nosotras), escuchar su voz, etc. Recuerdo que nuestro último donante fumaba, pero nos gustó él.

Íbamos a hacer las inseminaciones en casa. Sin medicación ni hormonas de por medio. Me sentía fértil, sana. Después de pasarme algunos meses con plena consciencia de mi ciclo menstrual y tomándome la temperatura cada día, hicimos la primera inseminación. Test de ovulación para reconfirmar que era el momento. Negativo. Probamos algunas veces más y nada. Al cabo de unos meses se murió la madre de Laia, mi pareja. Quise seguir con las inseminaciones, pero ella me dijo que no podía, que había perdido la ilusión, que estaba rota. Yo tenía treinta y cinco años. Y miedo a que se me «pasara el arroz». Había querido ser madre joven, antes de los treinta. Pero no iba a suceder. Luego supe que si te sitúas en siete años de búsqueda de embarazo tienes un tanto por ciento muy alto de posibilidades de ser madre. Y que la fertilidad no baja tanto a partir de los treinta y cinco años como nos venden. Para nada, según estudios científicos. Pero es una información que no se comparte con nosotras.

Reanudamos la búsqueda casi un año después de la muerte de Sole, haciendo dos inseminaciones caseras en cada ovulación para aumentar las posibilidades y asesoradas por una psicóloga especialista en fertilidad. Acupuntura, alimentación, meditación, etc. En julio de 2017 empezamos las inseminaciones en una clínica. Aún me echo en cara que tardásemos tanto en tomar la decisión de ir a una clínica, pero al principio nos parecía una opción tan fría... Y no quería tomar hormonas. Tuve que aceptar que me sentía una fracasada yendo a una clínica. En la clínica me propusieron hacer las primeras inseminaciones sin medicación, porque veían el endometrio «precioso». Me hice no sé cuántas pruebas y todo iba bien. Estaba feliz.

Les dijimos que nosotras queríamos comprar el esperma en Cryos y no hubo problema por su parte. Seis inseminaciones en esa clínica. Y nada.

Cada negativo era como una hostia que no te esperas. Aprendí a no asustarme por ese derrumbe emocional que me ocurría y a saber que esa tristeza profunda se iba a medida que pasaban los días, y que no tenía que pelearme con eso. Aunque a veces sentía que llevaba bien la espera, ahora la recuerdo con sabor a pesadilla.

Y tocó cambiar de técnica y pasar a la fecundación *in vitro*. La idea era hacer un *ropa*: los óvulos de mi pareja fecundados se transferían a mi cuerpo. No me quedé embarazada con sus óvulos. Y ahí me planté: «Hacedme más pruebas. Todo está siempre estupendo pero no me embarazo». Una de esas pruebas me la hice en el centro de atención primaria. Supuse que por infertilidad prolongada, el CAP me haría los análisis completos que me habían pedido en la clínica de fertilidad. Como no tenía claro si en caso de que mi pareja fuera mujer me los harían, no especifiqué que mi pareja era una mujer. Yo a estas alturas salgo del armario por activismo, para visibilizarnos. Pero en este caso me sorprendí escondiendo que mi pareja era mujer, y me sentó bastante mal, porque mentir en algo tan esencial en mi vida duele. Me sentía vulnerable y no quise exponerme.

Me hicieron las pruebas. Y un día me llamó por teléfono mi doctora de cabecera diciéndome que ya tenía los resultados y que tenía sentido que no me quedara embarazada, porque tenía dos glicoproteínas autoinmunes... Visité a un hematólogo. Me tendría que pinchar cada día durante el tratamiento hormonal, el embarazo y no sé cuántos meses después del embarazo.

Ya habíamos gastado los óvulos de Laia, que se había hecho dos punciones. Ella me pidió que probásemos con mis óvulos. No quería embarazarse ella a no ser que yo realmente no pudiese. Me hormoné de nuevo.

El día antes de cumplir cuarenta años me transfirieron dos óvulos. Vino Durga a la clínica para hacerme acupuntura antes y después de la transferencia. Esa misma tarde me prometí a mí misma que no volvería a pasar por esa situación más veces. Que igual me había hecho treinta o más test de embarazo y no podía digerir ver más negativos ni pasar por más duelos. Que me había pasado cinco años con miedo a no poder ser madre. Cinco años leyendo sobre ser madre y sobre no serlo. Haciendo terapia. Sabiendo que en la vida pasan las cosas cuando tienen que pasar. O no pasan.

La mañana siguiente a mi última transferencia cumplí cuarenta. Laia me había preparado una fiesta sorpresa en un karaoke con mis amigas. Abrazos, regalos, amor total. Doce días después de esa fiesta vi aparecer las dos rayitas en un test de embarazo. Me dejé caer en la cama y me puse a llorar fuerte.

EMBARAZO

I

EL INICIO DEL VIAJE

Positivo. ¿Y ahora qué?

Recuerdo mis test positivos como un salto al vacío. Unos segundos en los que pueden convivir trillones de emociones. De la emoción al miedo. Del poder al abismo. De las dudas a las certezas. Del arrepentimiento a la calma absoluta.

«Pero ¿qué puedo comer y qué no? No puedo beber más alcohol. Mierda, hace diez días me tomé tres cervezas, voy a matar a mi bebé. Tengo que dejar de fumar. Y cómo se lo digo a mi madre. Qué dirán en el trabajo. Y las náuseas, igual tengo suerte y no me dan. Y el parto, ay, Dios, qué vértigo, me retiro, me retiro. Tendré que comprarme ropa premamá, claro. ¿Y cómo se cuida a un bebé? ¿Y si se me cae? Se me va a caer seguro. ¿Y cómo se hacen las preinscripciones de la escuela infantil? Tengo que ir a hacerme una eco. ¿Y si pierdo al bebé ahora? Qué miedo. Mejor no se lo cuento a nadie. Pero quiero contárselo a todo el mundo. Me arde el estómago, se me caen las lágrimas. Qué susto tengo y qué calma siento. Cómo pueden coexistir estas dos emociones con tanta intensidad. ¡Pero cómo va a caber aquí un bebé! ¡Y cómo va a pasar por aquí, con todo tan estrecho! Ay, el viaje que quería hacer a Nueva York ya no podré hacerlo. Mierda, mi vida. Pero voy a ser mamá. Y lo llevaré al parque y comeremos los domingos en casa de mi padre. A mis abuelos les va a dar un infarto de la emoción. Pero entonces hasta la semana 12 me callo. Y ahora hay que ir al centro de salud. Y el parto, parir, qué fuerte. Soy una diosa.»

Todo esto en una milésima de segundo. La bola de nieve de las preguntas, de las fantasías, de los miedos, de los sueños. La vida por delante, un lienzo en blanco. Ese positivo puede llegar por sorpresa, puede ser deseado o puede llegar después de un arduo camino, pero llegue como llegue lo hace en forma de explosión. Ese salto al vacío, ese grito sordo, el inicio de todo. Empieza la jarana.

El embarazo no es una enfermedad

¿Qué es lo primero que hace normalmente una mujer cuando tiene un test de embarazo positivo en la mano? Ir al médico. Necesitamos que, antes que nada, un médico nos diga que está todo bien, en lugar de confiar genuinamente en nuestro cuerpo, en nuestro bebé, que crece por sí solo. En lugar de que nuestro primer pensamiento sea apuntarnos a clases de yoga o buscar un lugar donde hablar de maternidad, lo primero que nos viene a la cabeza es ir al médico.

En un proceso como el embarazo, que es un acontecimiento saludable de la vida de las mujeres, un acontecimiento biológico, fisiológico, natural, lo primero que hacemos es ir al médico. Lo repito porque me cuesta creer que hayamos llegado a este punto.

Ese es el resultado de la medicalización de un proceso fisiológico. Ahora creemos que necesitamos un médico para el embarazo, un médico para parir y un médico para maternar en general. Pero eso no es cierto. La medicina ofrece, ahora, unas pruebas y un seguimiento que nos permiten anticiparnos a ciertas situaciones y sanar o intervenir en ciertas patologías, pero la medicina también ha protocolarizado un acontecimiento individual e intransferible y ha intervenido de más en el proceso del parto.

La profesional responsable del seguimiento de la salud y la fisiología del embarazo es la matrona. Esa es la profesional sanitaria que nos va a acompañar si nada se sale de la norma. Con el tiempo, la experiencia, la formación y los años de acompañamiento me doy cuenta de que el seguimiento sanitario no debe ser la única vía, ni siquiera la que ocupe más espacio. Algunas mujeres necesitarán atención médica durante sus embarazos y sus partos, pero la realidad es que la mayoría de los embarazos no requieren nada más que un control. Lo que sí necesitamos todas las mujeres embarazadas es integrar la vivencia, comprender el cambio que supone para nuestras vidas y compartir los hallazgos de esta nueva identidad que tenemos.

El embarazo no es una enfermedad, y aun así la única vía de seguimiento del embarazo que ofrece el sistema público es la vía sanitaria. No hay espacios de acompañamiento emocional, no hay espacios dentro del sistema público donde simplemente compartir experiencias y vivencias, no hay espacios dentro del sistema público donde se nos forme sobre el parto, la lactancia, el desarrollo infantil o la salud mental perinatal. No existen espacios para la maternidad en el ámbito social y no existe un acceso libre y fácil a la educación maternal. Si no puedes pagar todo lo que acabo de decir, solo te queda como única opción la vía que te ofrece el sistema sanitario público.

Y dentro del sistema sanitario público nos encontramos con una desigualdad asombrosa. En algunas ciudades con mayores recursos podemos encontrar preparaciones al parto de calidad o grupos de lactancia para el posparto guiados por matronas formadas en lactancia, pero en muchos pueblos ni siquiera hay matronas en los centros de salud. Entonces la única vía que ofrece el sistema es la sanitaria, que ni siquiera es igual para todas, y eso nos lleva a darnos cuenta de que la maternidad es una tarea pendiente tanto a nivel sanitario como a nivel social. De ahí nace la lucha de las activistas de la maternidad y la lactancia en los últimos años, de esta falta de políticas públicas que sostengan y acompañen la maternidad más allá del ámbito sanitario. Por eso debemos empezar a exigir estas políticas públicas, porque nos va la vida y la salud mental en ellas.

2

CAMBIO TRAS CAMBIO

Cambios físicos

El embarazo es un proceso de cambios a muchos niveles y de cambios profundos. Algunos son más evidentes y otros, más íntimos; algunos los descubrimos en el embarazo y otros se hacen visibles durante la maternidad, y algunos los conocemos a nivel social y otros son tabú o desconocidos por la mayoría de la población, incluso por la mayoría de las mujeres que los viven.

Los cambios más evidentes, más visibles y los que todo el mundo conoce, entiende y espera, son los que suceden a nivel físico. Pero esos cambios físicos también conllevan muchas emociones y sensaciones que van variando según avanzan las semanas y según integramos lo que va sucediendo.

El primer trimestre es donde nos encontramos por primera vez con la luz y la sombra que supone este camino de la maternidad. Esas primeras semanas, lo primero que podemos notar son algunos síntomas físicos, mayoritariamente molestos. Puede que vivas esas primeras semanas como si no hubiera pasado nada y te encuentres fenomenal, pero es muy probable que sientas náuseas, mareos, mucho cansancio e incluso tengas algún sangrado. En caso de sangrado, aunque es común y no siempre es indicativo de que algo no va bien, sí te recomiendo que consultes enseguida con tu matrona.

Los inicios suelen ser un poco pesados ya que no notas nada relacionado con el bebé, no se mueve y tu cuerpo sigue siendo el mismo, aunque sientes que te ha pasado un camión por encima, vomitas y te encuentras fatal. Que me devuelvan el dinero. Estos síntomas pueden alargarse algunas semanas, pero luego cesan... No todo va a ser sombra. En este inicio ya lidiamos con la contradicción que implica ser madre: puedes sentirte muy feliz con la idea de estar embarazada, pero muy frustrada con cómo tu cuerpo está experimentando todo eso. Ambas cosas, aunque parezcan contradictorias, pueden convivir perfectamente y son un entrenamiento maravilloso para lo que viene, ya que la contradicción y la ambivalencia son, por excelencia, dos de los pilares de la maternidad.

Con las semanas, la tripa va creciendo, pero no es redonda y bonita todavía, como has visto en las revistas y en Instagram, sino simplemente parece que estás hinchada. Es un momento de *impasse* en el que tu ropa de antes de estar embarazada te va estrecha, pero la ropa de premamá aún no te queda como le queda a las embarazadas de las revistas. Puede que aquí te sientas feliz con lo que está pasando con tu cuerpo, sintiendo como una vida crece dentro de ti y estés en paz con eso, aunque también puede que te invadan las inseguridades. En una sociedad como la nuestra, donde a la figura y la estética se les da tanto protagonismo e importancia, puede ser que, aunque no quieras o no te lo esperes, te sientas mal con ese cuerpo que se ensancha, con esa ropa que no te viene, con esa incomodidad que puede aparecer. Y es posible que no te guste, ni tu cuerpo ni esa sensación. Permítetelo. A veces creemos que una vez que nos quedamos embarazadas ya nos tiene que invadir la felicidad a cada paso que damos, y no tiene por qué ser así. Algunas mujeres viven sus embarazos como si flotaran en el aire, pero otras muchas no. Si tú eres una de esas otras muchas, déjame decirte que no, que no eres la única que no se está sintiendo feliz durante el embarazo. Gestar es complejo, que nuestro cuerpo cambie a este ritmo (nueve meses parecen mucho, pero en realidad pasan volando) es complejo. Permítete el tiempo que necesites para ir acompañándote en estos cambios e ir integrándolos.

El segundo trimestre suele ser el trimestre más luminoso. Digo *suele* porque es lo que la mayoría de las mujeres comparten, pero cada experiencia es única, intransferible y válida, insisto. Esto que te cuento no es un dogma o una guía de embarazo, solo quiero nombrar luces y sombras que he percibido en cientos de mujeres durante estos años para que puedas encontrar complicidad y darte cuenta de que no estás sola en nada de lo que sientes o piensas. En el segundo trimestre, entonces, la tripa ya es bastante redonda y eso suele conectarnos mucho más con el embarazo y nuestro bebé. Los primeros síntomas más molestos van disminuyendo y la mayoría de las mujeres suelen sentirse conectadas y poderosas. Otras se sienten pesadas e incómodas con el crecimiento de la barriga. He acompañado a mujeres que detestaban estar embarazadas, que sentían que su bebé ocupaba demasiado espacio y que querían recuperar su cuerpo. No sentir plenitud puede llevarnos a cierta culpa o a cierta vergüenza para contarlo, pero no hay nada malo en ti, si este es o fue tu caso.

El segundo trimestre nos trae también las primeras patadas del bebé, y eso nos ayuda mucho a iniciar ese vínculo que hasta ahora era más mental o imaginativo. Al notar los movimientos, lo que estamos experimentando ya no es una idea, sino que se vuelve tangible, nuestro hijo está ahí y podemos comunicarnos con él de una forma más clara y activa. Esto no tiene por qué gustarte, pero en la mayoría de los casos facilita el vínculo y coloca a la madre en un estado más sensible y conectado.

En el tercer trimestre pueden aparecer síntomas que dificultan, de nuevo, seguir el ritmo frenético que el mundo nos pide. Puede aparecer pubalgia, que es un dolor o presión en el pubis debido al peso del bebé, si ya está colocado con la cabeza encajada en nuestra pelvis. También podemos sufrir de ciática por el arqueamiento de la espalda y el peso de la barriga, o pueden aparecen ardores de estómago o esófago, en ocasiones muy constantes e incómodos de aliviar.

Puede ser un trimestre de mucho cansancio, ya que es posible que se te esté haciendo largo y los síntomas físicos te tengan agotada, o quizá tienes insomnio o no duermes bien porque no encuentras una postura cómoda o porque te levantas a hacer pis cuatro o cinco veces cada noche.

Si no estás embarazada, quizá mientras me leas pienses: «Pero esto es un infierno», y, bueno, lo que yo quiero contarte es que, como hemos hablado ya, en este camino hay sombras y esas sombras duelen más si no las ves venir. Las revistas, los anuncios e Instagram te muestran los embarazos dulcificados e idealizados. Si solo tienes esa parte de la historia y en tu embarazo sientes alguna emoción «negativa», vas a sentirte un bicho raro. Y estar embarazada es todo a la vez. El miedo, la alegría, la pesadez, la euforia, la prisa, el susto, el placer y el arrepentimiento. Y estos síntomas que expresa nuestro cuerpo pueden resultar muy pesados, muy incómodos y muy duros de gestionar, pero también son una oportunidad para escuchar a nuestro cuerpo, que lo único que nos pide es que paremos, que descansemos y que nos dediquemos a estar embarazadas, dándole lo que nos pida a cada rato.

Siendo consciente de que no todas nos podemos permitir parar de esa forma porque el sistema aún no ofrece una baja específica para el embarazo, y por lo tanto puede que tengas que seguir trabajando o que seas ya madre de otros hijos que requieren tu atención, sí que te animo a que tengas esta idea presente: el cuerpo solo nos pide lo que necesita, intentemos hacer un esfuerzo por escucharlo, por ponerlo arriba de todo de la lista de prioridades y ordenar, desde ahí, el resto de las cosas que tenemos que hacer para los demás.

Y quiero compartir algo contigo que dijo Inma Campos, matrona especializada en el parto en casa, en una formación que hice con ella y que me pareció la clave de todo: «El embarazo solo dura nueve meses, no te los pases despistada».

Cambios en el cerebro

Durante la gestación, los cambios menos evidentes a simple vista y más desconocidos, por la sociedad en general y por las mujeres en concreto, son los que experimentamos en nuestro cerebro. Unos cambios que suceden a nuestro pesar, sin que podamos evitarlo o modificarlo. Dudo que alguien pueda pensar en esta experiencia como algo inocuo. A nivel social sabemos que la vida nos cambia con la maternidad, pero, aun siendo evidente para todas, no conocemos en profundidad todo aquello que cambia a nivel interno en nuestros cerebros. Parece que es una idea algo holística, que te conviertes en madre y eres una nueva mujer desde una mirada romántica o poética. Y lo es, romántica y poética, siempre que el entorno y las herramientas acompañen. Pero no solo es un cambio holístico o sensorial, sino que es una transformación real y tangible.

Nuestro cerebro pasa por un sinfín de cambios durante el embarazo.

Una de las cosas que sucede se llama *poda neural* y consiste, básicamente, en que nuestro cerebro deja ir aquello que no necesita, ya que se prepara para aprender un montón de cosas nuevas para cuidar a ese bebé que va a llegar. Eso nos lleva a una reducción de la materia gris de nuestro cerebro. Esta poda neural no significa que nuestro cerebro se vuelva más débil o perdamos facultades. Al contrario, lo que hace es centrar todos los esfuerzos y recursos en lo que estamos haciendo, que es gestar, y en prepararse para la nueva labor que llega, velar por la supervivencia de ese bebé y la posterior crianza.

Otra cosa que sucede en nuestro cerebro durante el embarazo se llama *transparencia psíquica*. Consiste en que la barrera que separa nuestro cerebro consciente del inconsciente se difumina. De alguna manera se borra, se vuelve transparente, y nos da acceso, de una forma muy rápida, a nuestros recuerdos de infancia. Eso hace que el embarazo se convierta en un momento de la vida de mucha trascendencia, ya que rememoramos quiénes somos, cómo nos hemos criado, cómo ha sido nuestra infancia. Y, desde ahí, empezamos a construir nuestra nueva identidad como madres. Esta transparencia psíquica nos puede llevar a remover la relación con nuestra madre, por ejemplo, e incluso llevarnos a algún conflicto. (Lo veremos un poco más adelante en el apartado «Nuestra madre».)

La pareja durante el embarazo

No es lo mismo si nuestra pareja es un hombre o una mujer. Ni durante el embarazo, ni durante el parto, ni durante el puerperio. Lo que te cuento a continuación te resonará más, seguramente, si tu pareja es un hombre. Por supuesto, dependerá de la personalidad y la esencia de nuestra pareja el que las cosas vayan de una manera o de otra, pero voy a compartir lo que más comúnmente me he encontrado.

Si estás tomando la decisión de tener un hijo en pareja, casi seguro que habrá sido consensuada y compartida. Incluso si el embarazo no ha sido buscado, la decisión de seguir adelante con la gestación ha debido de ser compartida. Pero que ambos hayáis decidido tomar este camino no significa que vayáis a caminarlo de la misma forma, ni con la misma intensidad, ni con la misma consciencia. Y eso nos puede llevar a algunas tensiones o desacuerdos. La maternidad y la paternidad pueden empezar a mover piezas dentro de nuestra relación antes incluso del nacimiento de la criatura, por eso son muy importantes la comunicación y la complicidad. Para todas las parejas en general, pero específicamente para aquellas que van a convertirse en madres y padres.

Durante el embarazo es probable que a ti, que eres la que está embarazada, te apetezca mucho leer sobre crianza, lactancia, sueño infantil o cualquier otro tema que te despierte curiosidad. Quizá miras ropa de bebé o cosas que podáis necesitar. Puede que leas incluso sobre líneas pedagógicas. Seguro que ya has tomado algunas decisiones, como, por ejemplo, dónde quieres que duerma el bebé, cómo vas a alimentarlo o puede incluso que ya hayas decidido cuántas semanas de excedencia te vas a coger.

Tú vas más rápido y es probable que te frustre que tu pareja no haga lo mismo. Igual él o ella no lee lo mismo que tú, puede que aún no le interese, y eso no quiere decir que vaya a ser un mal padre o madre o que no le importe en absoluto lo que está sucediendo. Lo que quiere decir es que esta experiencia aún no está atravesando su cuerpo. Tú empiezas a notar cómo tu bebé se mueve, pero tu pareja todavía no puede comprender lo que está sucediendo. Aunque sea una pareja presente, aunque sea una pareja implicada que te cuida, su cerebro y su cuerpo no están experimentando tus cambios y puede que no muestre el mismo interés y la misma transformación que sientes tú. Simplemente, insisto, porque eso no le está pasando, a él o ella, sobre todo al inicio, cuando casi todo es una idea.

Te invito a que compartas con tu pareja todo lo que te sucede a nivel emocional. Todo lo que estás leyendo y pensando, todo lo que te está removiendo por dentro. Porque puede que a tu pareja no le esté impactando eso todavía, pero escucharte va a ayudarle a comprenderte y poder acompañarte mejor. Detrás de todas las decisiones hay emociones. Si has decidido que vas a colechar es porque sientes que no vas a poder alejar a tu bebé de ti o porque has leído sobre los beneficios del colecho y no te puedes imaginar no tener su cuerpo pegado a ti, por ejemplo. Todo eso debes poder explicárselo a tu pareja. Porque más que una decisión, es una necesidad. Y tus necesidades deben ser cubiertas. Es mucho más cómodo acompañar las necesidades de tu compañero, de tu compañera, si comprendes de dónde vienen y qué emoción las genera.

Y dale tiempo. Nuestras parejas, especialmente si son hombres, empiezan a entenderlo todo el día del parto. Tú tienes tu tempo y tu pareja tiene el suyo, y ninguno de los dos tempos es mejor que el otro. Una gesta y el/la otro/a no. Los caminos son distintos. Pero caminadlos de la mano. La experiencia será infinitamente más grata para los dos, para las dos.

Nuestra madre

Durante el embarazo nuestro cerebro pasa por varios cambios, como hemos visto, y uno de ellos es la transparencia psíquica. Como os decía, esto nos da un acceso muy fácil a nuestros recuerdos y vivencias de la infancia, y puede remover mucho la relación que tengamos con nuestra madre. Como en todo, a muchas mujeres no les pasa nada malo con sus madres, tienen una buena relación y durante el embarazo se unen incluso más. Pero a mí me gusta hablar de las realidades incómodas, porque muchas mujeres atraviesan mares revueltos y es importante que sepan que no están ni locas, ni solas.

La relación con la madre puede ser compleja y durante el embarazo puede agitarse todavía más. Nuestras madres nos han dicho mil veces, cuando éramos adolescentes: «Cuando seas madre me entenderás», y muchas llegamos a la maternidad y las entendemos aún menos que antes.

Es probable que durante tu embarazo te des cuenta de que tu infancia no fue tan bonita, o que hay muchas cosas que te gustaría que hubieran sido diferentes. Te das cuenta y analizas muchos recuerdos, gestos, imágenes, emociones, y quieres hacerlo distinto con la crianza de tu bebé. Puede incluso que se te despierten preguntas, y eso es maravilloso para entender lo que nos pasa y afrontar la maternidad entendiendo a la niña que fuimos. Con preguntas quiero decir preguntar a tu madre cómo fue tu nacimiento, cuánto tiempo tomaste pecho, cómo y dónde dormías, y cómo se sentía ella durante tus primeras semanas. Esa información puede darte muchas pistas sobre la niña que fuiste, que con la transparencia psíquica está más presente que nunca, y entendiendo cómo fuiste maternada podrás entender e integrar mejor lo que necesitas hacer como madre.

Nuestras madres lo hicieron lo mejor que pudieron

con las herramientas, los recursos y el entorno que tuvieron. Es normal estar enfadadas con algunas cosas o, incluso, no entenderlas. Pero practicar la compasión puede ayudarnos mucho a acercarnos a ellas. Porque no tuvieron una situación fácil. Ellas maternaron cuando se decía (que aún se dice pero no tanto, por suerte) que coger en brazos a los bebés los malacostumbraba, así que hemos sido unas generaciones que hemos llorado mucho solas. También fueron madres en el momento en el que las leches artificiales se pusieron de moda y los pediatras de la época cometieron una gran negligencia diciéndoles a nuestras madres que no tenían leche y que además la leche artificial era de mejor calidad. Somos también la generación del método Estivill (un método para que los bebés aprendieran a dormir que consistía, básicamente, en dejarlos llorar solos hasta que se dormían) y la generación en la que nuestros padres a duras penas tenían entre dos y quince días de permiso de paternidad para acompañar a nuestras madres.

Fueron madres en un escenario bastante grotesco y nuestra maternidad les remueve la suya de algún modo, es inevitable. De repente, queremos hacerlo todo al contrario de como lo hicieron ellas porque tenemos más información y más recursos, y entonces ellas no entienden nada. «¿Tan mal lo hice?», deben de preguntarse. Y seguramente no todo estuvo bien, ahora sabemos que se recomendaban cosas que no facilitaban ni la lactancia, ni el vínculo, ni el desarrollo infantil, pero lo que seguro no había era maldad. Desde esa perspectiva que tienen al vernos transitar el embarazo y la maternidad, puede que se muestren muy invasivas, poniendo en duda nuestras decisiones o incluso haciendo afirmaciones como «antes lo hacíamos *así* y no estáis tan mal».

Y tú sabes que sí, que sí estáis tan mal, y por eso quieres hacerlo diferente. Pero eso tu madre no lo entiende ni lo va a entender, porque, aunque tú no lo hagas directamente, ella se siente cuestionada.

La relación con la madre es compleja y cada una tiene su historia y sus movidas; todas tenemos alguna que otra tensión con nuestra madre, algunas heridas de la infancia, algunos malos rollos y algunos episodios no resueltos, y cada una sabe qué puede hacer con su madre, qué le puede pedir, qué le puede comunicar o qué puede gestionar con ella. Pero hubo algo que una vez le escuché decir a la psicóloga perinatal Paola Roig, autora del prólogo de este libro, y creo que no solo es algo muy acertado, sino que también puede aflojar muchas tensiones y colocar algunas cosas en su sitio. Paola proponía decirle a nuestra madre: «Mamá, tú lo hiciste lo mejor que supiste y ahora me toca a mí». De este modo, validamos la experiencia materna de nuestras madres y colocamos a cada una en su rol. Tú ya lo hiciste, con todo tu amor, y ahora yo vivo mi propia historia.

El ritmo externo

Con todo lo que te está pasando, encima el sistema espera que mantengas el mismo ritmo que llevabas antes. El sistema sanitario público no contempla que durante un embarazo la mujer debe descansar, leer, hacer yoga, pasear, bailar, dormir, organizar su nueva vida, gestar, en definitiva. En las últimas semanas del embarazo, si vas a tu centro de salud con tu panzón y un dolor de espalda insoportable, entonces sí te dan una baja por enfermedad. Fuera de eso, solo te la dan por embarazos de riesgo o por riesgo laboral. La asociación PETRA Maternidades Feministas está luchando, además de por los permisos transferibles de 52 semanas, por un permiso específico para el embarazo.

Una mujer embarazada debe gestar. Y ya está. Como si fuera poca cosa.

Debemos también hacer un trabajo de autocuidado, de escucha interna y de aceptación. Nosotras mismas somos las primeras que muchas veces pretendemos seguir el ritmo de antes, sin darnos cuenta de que eso es culpa de nuestro cerebro productivista y de lo que se espera desde fuera de nosotras.

Cada mujer es un mundo, cada embarazo es distinto y cada maternidad es única. Por eso la auténtica revolución es poder escucharse a una misma e irse midiendo. ¿Cómo estoy? ¿Qué me apetece? ¿Hasta dónde llego? Y trabajarnos bien profundo esta culpa patriarcal-capitalista que nos nace cuando nos parece que «no estamos haciendo nada» más que estar tumbadas en el sofá gestando una nueva vida, repito, como si eso fuera poco.

Acompañamiento en el embarazo

El acompañamiento en el embarazo es primordial y esencial, y el sistema público no lo ofrece. Esto nos lleva a una situación de desamparo donde si no tienes dinero para pagar un acompañamiento profesional, puedes quedarte con muchas cosas por decir, por resolver o por validar. Vivir el embarazo acompañada reduce drásticamente la posibilidad de sufrir depresión en el posparto.

Es importante poder vivir el embarazo rodeada de otras mujeres que estén viviendo lo mismo y de profesionales especializadas no solo en la salud del embarazo, sino también en la emocionalidad y la gestión que este conlleva.

Como hemos visto, el embarazo llega lleno de cambios a nuestra vida, a nuestro cuerpo, a nuestro cerebro, a nuestro corazón y a nuestra identidad, y debería existir un espacio público donde todo eso fuera acompañado y sostenido y donde, además, recibiéramos educación maternal para entender todo lo que va a suceder durante la crianza.

Hay diversas formas de vivir el embarazo bien acompañada. El acompañamiento podría ser buscar un grupo de embarazadas en tu barrio, mujeres con las que compartir un café y compartir todo lo que vives y sientes. Es realmente sanador compartir con iguales. Otros espacios de acompañamiento podrían ser grupos dinamizados por doulas, clases de yoga o de pilates para embarazadas que puedas encontrar en tu gimnasio o en algún centro de tu barrio. La psicología perinatal puede ser también un muy buen recurso si estás experimentando circunstancias o realidades que se te hacen una montaña. Y también puedes contar con el acompañamiento de una doula de forma individual y personalizada. Las doulas son acompañantes perinatales que se dedican a sostener a las mujeres durante su proceso de maternidad desde la escucha y el espacio seguro. Se dedican a dar información y a generar un espacio de diálogo donde cada mujer pueda elegir qué es lo que desea en su embarazo, su parto y su maternidad en general.

Es una figura que debería pertenecer al ámbito social y ser accesible para todas, y que ha aparecido con mucha fuerza en países en los que los servicios a la maternidad están muy medicalizados, como es el caso de nuestro país, para intentar compensar este exceso de control médico y devolverles el poder a las mujeres.

La transformación

El embarazo, no me canso de insistir en ello, es una experiencia única e irrepetible, porque aunque tengas otro embarazo este siempre será distinto, con una transformación diferente de tu cuerpo y de tu mente. Cada embarazo es una oportunidad de autoconocimiento brutal y, a menudo, lo vivimos como un trámite que queremos que pase lo antes posible. Algunas mujeres quieren que pase rápido, pero sobre todo es el sistema el que quiere que pase rápido. Porque una embarazada no es productiva. Por eso no se contempla una baja durante el embarazo, ni se han alargado jamás en los últimos treinta años los permisos de maternidad, que siguen siendo de dieciséis semanas.

¿Os imagináis una sociedad donde las madres pudieran gestar, parir y puerperar con placer, tiempo y recursos? Sería una sociedad más amorosa, eso sin duda, aunque nada productiva para el sistema capitalista.

El embarazo es el inicio de una transformación sin marcha atrás: es el inicio de una nueva identidad, y debe poder vivirse con total plenitud, aunque socialmente no tengamos nada a favor para que así sea. Esa debe ser nuestra lucha, permitir la transformación. Con todos los síntomas más desagradables y con todas esas emociones que no nos gustan, el embarazo no es de color de rosa, pero sí es de una intensidad que merece ser vivida.

No volvemos a ser la misma mujer que fuimos, y eso no es algo malo. Viendo los cambios que viven nuestro cuerpo y nuestro cerebro ya podemos entrever que no regresaremos a la casilla de salida. El embarazo es una oportunidad maravillosa de revisitar nuestra infancia, de autoconocernos, de autoexplorarnos, de mucha escucha, de hacerse muchas preguntas y de llegar a nuevas respuestas. Convertirse en madre implica descubrir una nueva identidad y atreverse a transformarse es una experiencia sin igual.

3

LA INFORMACIÓN ES PODER

Educación maternal

No tenemos ni idea de nada, compañera. No recibimos educación maternal en ningún momento de nuestras vidas y eso nos lleva a delegar todas las decisiones en el personal sanitario o médico, lo que no debería ser así porque la última palabra siempre la tenemos nosotras, para todo. Nuestro embarazo es nuestro, nuestro parto es nuestro y nuestra maternidad es nuestra, y debemos reivindicar que no somos una más, que no somos un protocolo y que necesitamos y deseamos cosas genuinamente diferentes.

Con este libro pretendo acercar la mayor cantidad de información posible a todas las mujeres, siendo consciente de todo lo que me falta a mí por saber y de que aún queda mucho por conocer y descubrir en la experiencia materna. Como dice Adrienne Rich, autora feminista: «Sabemos mucho más acerca del aire que respiramos o de los mares que atravesamos que acerca de la naturaleza y del significado de la maternidad».

En este capítulo quiero contarte algunas cosas sobre el final del embarazo, desmontar algunos mitos y recordarte que solo tú puedes tomar decisiones sobre tu cuerpo.

Aquí tenemos un muy buen ejemplo de cómo el lenguaje influye en el imaginario colectivo y en la experiencia individual. Se le llama fecha probable de parto a la fecha que es más improbable. Solo el 3 por ciento de las mujeres dan a luz en su FPP (fecha probable de parto). En un acto de rebeldía, yo siempre la llamo fecha *improbable* de parto, que tiene mucho más sentido. Pero el hecho de nombrarla como probable genera mucha ansiedad frente a la posibilidad de cruzar esa fecha que parece límite. Muchas mujeres llegan a ese día con el susto en el cuerpo, pensando en lo que puede suceder si pasa ese día y su bebé no ha nacido. Sin embargo, el embarazo no caduca. Un embarazo saludable puede llegar sin problema a la semana 42, aunque la mayoría de los protocolos se empeñen en que todas demos a luz, de una forma u otra, en la semana 40.

La FPP es una medida estadística que instauró el doctor Naegele en 1820 que se calcula de la siguiente forma: se añade un año y 7 días a la fecha de la última regla y se le restan 3 meses. Este cálculo, además, da por sentado que todas las mujeres tenemos ciclos de 28 días y que ovulamos siempre el día 14 del ciclo.

Esta forma de calcular la fecha *improbable* de parto está completamente obsoleta, ya que, además, la evidencia científica nos dice que la mayoría de las mujeres sanas dan a luz pasadas las 40 semanas de gestación. La mayoría de las mujeres tienen a su primer bebé entre la semana 40 + 5 y la 41 + 2, y las mujeres que ya han parido previamente suelen hacerlo entre la 40 + 3 y la semana 41. Aun sabiendo esto, existe la creencia de que el embarazo caduca a las 40 semanas, pese a que un embarazo a término es entre la semana 37 y la 42, y, por lo tanto, tan normal es parir en la 38 como en la 42. De hecho, como hemos visto, es mucho más probable acercarse a la 42 que a la 38.

¿Por qué planea entonces sobre nosotras la idea de la inducción cuando llegamos a la semana 40? No tengo la respuesta acertada y precisa, pero es fácil darse cuenta de que el problema principal ha sido protocolarizar y medicalizar en exceso un proceso fisiológico, personal e intransferible. Deberíamos poder valorar cada caso específico con sus particulares características y que el protocolo nos ayudara solo a evitar los riesgos, pero no metiera en un mismo saco a todas las mujeres sin valorar su salud y el estado del bebé. Deberíamos poder poner la ciencia a nuestro servicio, apoyándonos en ella en los momentos necesarios, y aprovechar esa prevención que nos ofrece. Pero también deberíamos poder tener un acompañamiento individual y respetuoso que contemplara nuestras circunstancias específicas y nos ayudara a tomar las decisiones de forma consciente e informada, y no coaccionadas por el miedo o el desconocimiento.

Si llegamos a este punto y nos ponen sobre la mesa la opción de la inducción sin más motivo que las semanas de más o de menos, debemos poder hablar con el personal que nos acompaña y que nos informen debidamente de los pros y los contras que tienen ambas opciones: tanto la inducción como la conducta expectante.

Maniobras y consentimiento

No pueden realizarte ninguna intervención o maniobra sin el consentimiento informado. Así lo dicta la Ley de Autonomía de la Paciente. Deben informarte de la situación, de los pros y los contras de lo que te están ofreciendo hacer y que tú decidas si quieres o no que se lleve a cabo dicha maniobra. Y esto vale tanto durante el embarazo como durante el parto o el puerperio.

Al final del embarazo es común, con mayor frecuencia en las clínicas privadas, que se hagan maniobras o intervenciones de rutina como la maniobra de Hamilton en el final del embarazo (maniobra que consiste en separar la membrana de la bolsa amniótica del útero materno mediante un tacto vaginal y que muchas veces se realiza sin consentimiento), la episiotomía en el parto o la propuesta de inducción sin razones médicas.

Cuando llegas a la semana 40 se activan una serie de protocolos de tiempo en los hospitales, tanto públicos como privados, porque parece que el embarazo caduca a las 40 semanas, y eso no es verdad. Los bebés pueden nacer hasta la semana 42 (incluso hay bebés que nacen en la 43), pero en la 40 ya todo el mundo está nervioso y puede que te empiecen a hablar de inducción.

Una inducción es provocar un trabajo de parto de forma artificial con la administración de oxitocina sintética, ignorando los tiempos que cada bebé necesita. Haciéndolo así, difícilmente se puede acabar teniendo un parto natural, ya que todo el proceso se vuelve artificial, intervenido y, a menudo, acaba en una cesárea. En el próximo capítulo hablaremos con más profundidad de la inducción y de todos los tipos de partos, pero ya te avanzo que la semana de gestación no es motivo de inducción si hay bienestar fetal, materno y placentario, algo que se puede chequear fácilmente con controles.

Puede que en la semana 40 o 41 tu ginecólogo o ginecóloga te proponga hacerte un tacto «para ver cómo estás». Estos tactos no tienen ningún sentido en realidad, porque lo que permiten ver es si el cuello del útero se está ablandando o acortando gracias a la presencia de prostaglandina, pero en ningún caso que eso esté sucediendo garantiza que el parto sea más pronto o más tarde, ya que sin contracciones no hay dilatación. Si has tenido algunas contracciones suaves puede entonces que tu cuello esté ligeramente borrado, o incluso dilatado uno o dos centímetros, pero si no está habiendo contracciones, esa dilatación estará estancada. En esa situación puedes estar varios días, así que, como dice la matrona Marina Trigo: «Sin parto no hay tacto». ¿Para qué sirven esos tactos además de para decirte «estás verde» y que tú te vayas a casa con la moral por los suelos? Pues para hacer una maniobra de Hamilton.

Esta maniobra consiste en separar la bolsa del útero. Con esta maniobra se pretende desencadenar el parto. No es cien por cien eficaz, pero puede ser una opción posible para intentar evitar la inducción con medicamentos, aunque siempre siendo una decisión que tome la mujer embarazada, y no una maniobra sin consentimiento.

En el próximo capítulo hablaremos sobre el parto, pero es importante que entendamos que el embarazo es nuestro, no de nuestro ginecólogo. Y que somos solo nosotras las que podemos tomar las decisiones, una vez que hayamos sido informadas de los pros y los contras de nuestra situación y de la posible maniobra o intervención.

Los ecógrafos no son básculas

El peso del bebé es otro de los motivos de inducción que no tienen ningún sentido, como el estar de 40 o 41 semanas. Los ecógrafos no son básculas. De hecho, tienen un margen de error de medio kilo, lo cual dificulta bastante poder afirmar con absoluta certeza que un bebé es demasiado pequeño o demasiado grande. Hay bebés pequeños y bebés grandes, igual que hay adultos pequeños y adultos grandes.

Me cuesta comprender que haya calado tan profundamente la idea de que una mujer puede gestar un bebé grande pero no parirlo. Esa idea resulta ridícula. Tu cuerpo puede parir al bebé que ha gestado, independientemente de su tamaño. Ningún bebé se queda dentro para siempre, nos habríamos extinguido si nuestras gestaciones funcionaran tan mal en tantísimos casos.

Pero a menudo se asusta a la mujer embarazada con el tema del peso del bebé. Querer controlarlo todo trae consecuencias a nivel emocional, y lejos de relajar a las embarazadas, tanto control y tanto protocolo nos pueden llevar a situaciones de estrés y de ansiedad. Por eso es importante saber que el peso no es una razón válida para una inducción o una cesárea. Debe haber otros factores médicos y debemos poder preguntar y que nos los expliquen. Como pacientes, y ya me fastidia tener que llamarnos pacientes cuando el embarazo es un estado de absoluta salud, tenemos el derecho de ser informadas de todo, así como de los pros y los contras de cada intervención y decisión. Y sí, insisto, la última palabra es siempre nuestra.

Bebé de nalgas

Algunos bebés llegan al final de la gestación en posición podálica, o sea, de nalgas. Y con el tiempo se ha generado la creencia de que los bebés de nalgas tienen que nacer por cesárea, pero eso no es verdad. La posición del bebé no puede determinar una cesárea si el trabajo de parto no está activo, porque cuando empiece el proceso de parto el bebé puede recolocarse. Algunos bebés de nalgas se dan la vuelta durante el nacimiento. Si eso no sucede, se puede tener un parto de nalgas perfectamente siempre que elijamos un hospital que tenga un equipo especializado en estos partos, ya que cada vez más se ofrecen cesáreas en estos casos, pero no todos los ginecólogos saben atender partos de nalgas.

Antes de llegar al parto se pueden probar varias cosas, que no garantizan al cien por cien que el bebé se gire pero funcionan en muchos casos. Por ejemplo, andar a cuatro patas, ponerse en posiciones invertidas o hacer acupuntura. Si nada de eso funciona, se puede llegar a la VCE (versión cefálica externa). Esta maniobra es realizada por la ginecóloga en el hospital a partir de la semana 38, ya que comporta un riesgo de rotura de bolsa amniótica, y consiste en girar manualmente al bebé. Es una maniobra un poco dolorosa y no siempre funciona, pero en muchos casos permite llegar a un parto vaginal en cefálica (con la cabeza por delante).

Plan de parto

El plan de parto es un documento legal donde recoger todos tus deseos y voluntades en relación con la atención de tu parto. Desde qué tipo de parto deseas o qué tipo de herramientas para el dolor quieres usar, hasta qué quieres hacer con la placenta o cómo quieres que sucedan los primeros momentos tras el alumbramiento. No es un documento rígido, puedes cambiar de opinión durante el transcurso de tu parto y siempre prevalecerá lo que decidas *in situ*.

Tienes que hacer un plan de parto. Es lo que te va a permitir tomar decisiones y poner límites. Poder expresar tus necesidades y tus deseos, y que el personal sanitario lo sepa de antemano para poder acompañarte con menos intervención haciendo preguntas. Hacer el plan de parto es un trabajo precioso a nivel individual y de pareja. Poder sentaros a pensar qué tipo de parto queréis, haceros preguntas sobre qué querríais según cada situación. Contemplar todas las opciones es importante para que nada, o casi nada, te pille por sorpresa.

Lo que puedas pedir en tu plan de parto dependerá mucho del protocolo, del material que tengan a tu disposición y del personal sanitario del hospital al que vayas a parir. Pero en tu plan puedes especificar, por ejemplo, qué tipo de parto deseas, qué métodos de gestión del dolor te gustaría usar, cómo quieres proceder para cortar el cordón, qué quieres hacer con la placenta, qué rol quieres que tenga tu pareja, qué intervenciones no quieres que se te hagan. Puedes pedir también que no te separen de tu bebé y que todas las pruebas médicas necesarias se hagan piel con piel. Incluso existe la posibilidad de preparar un plan de parto en caso de muerte neonatal.

Algunos hospitales tienen su propio plan de parto, pero si el tuyo no tiene, puedes descargar el plan de parto de la asociación El Parto es Nuestro (<elpartoesnuestro.es>).

4

DUELO GESTACIONAL Y PERINATAL

Antes de empezar con este tema me gustaría decirte que si estás embarazada o es un tema que te remueve por dentro, te lo saltes y pases directamente al inicio de la tercera parte. Quiero que lo pienses un segundo y decidas si es un tema sobre el que quieres leer ahora mismo o no. Si te decides a leerlo y al cabo de unas líneas no te sientes bien, sáltatelo también.

Uno de cada cuatro embarazos no llega a término. Eso son muchas mujeres sufriendo un duelo sin que la sociedad se haga cargo de ello. No es algo que podamos obviar o ignorar, porque implica mucho dolor. Por eso prefiero anotar aquí lo que vas a encontrarte en las siguientes páginas.

Para situar y definir un poco mejor estas pérdidas, estos duelos, déjame decirte que cuando hablamos de una pérdida antes de la semana 28 se le llama *duelo gestacional*; cuando es más allá de la semana 28 y hasta la primera semana de vida de la criatura se le llama *duelo perinatal*.

Huevo huero o embarazo anembrionario

Lo que sucede en este caso es que solo se desarrolla el saco gestacional, pero no el bebé. Aunque el embrión no prospere, las células del saco gestacional harán que el test de embarazo dé positivo y se desencadenen los primeros síntomas del embarazo, como la ausencia de regla, las náuseas o la sensibilidad en las mamas.

La forma de confirmar este tipo de embarazo es con una ecografía transvaginal sobre la semana seis de gestación.

¿Había ahí un bebé? Objetivamente no. Pero ¿es una pérdida? Evidentemente sí. Cuando hay un test de embarazo positivo, en nuestra cabeza ya se ha creado un espacio para ese bebé, un imaginario conjunto, unos planes, unos pensamientos. En tu cabeza ya existe esa posible vivencia. Por ello, en casos como estos debemos validar también el duelo de ese bebé que no se ha quedado. Porque aunque objetivamente no hubiera ahí un bebé o un corazón que ha dejado de latir, en ti ese bebé ya estaba y existía. Y es a ese bebé, al que has dejado entrar en cada poro de tu piel, al que debes duelar. Es a esa posibilidad de vida que no ha sido a la que debes duelar. Con todo el permiso del mundo.

«No hay latido», o lo que nos lleva a un aborto diferido

Si alguna vez te han dicho estas tres palabras, antes que nada quiero decirte que siento mucho tu pérdida y que te abrazo. Que no hay consuelo y que tienes todo el derecho del mundo a sentir este dolor que sientes. Estas tres palabras son las que suelen usar los ginecólogos durante la ecografía en las primeras semanas de gestación. No hay latido. Y hala, ya está.

Muchas veces no tienen el tacto o la delicadeza para dar esta noticia de un modo más suave, no están formados en acompañamiento emocional y suelen ser bastante torpes en estos casos. Como en todo, hay ginecólogas maravillosas que seguro que saben explicarte y sostenerte con mucho amor, pero mi experiencia acompañando a mujeres que han pasado por esto me permite contar que, por lo general, no es una experiencia bien acompañada y sostenida por el profesional sanitario, algo que debemos reivindicar y por lo que debemos luchar, por unos duelos dignos y acompañados.

Existe la creencia, como hablábamos antes, de que el inicio del embarazo es un poco de prueba y que si el bebé muere durante esas primeras semanas «no pasa nada». Uno de cada cuatro embarazos no llega a término y muchos terminan en el primer trimestre, pero que haya muchos no quiere decir que sea menos doloroso para las madres que experimentan esa pérdida.

Cuando sucede esto, cuando «no hay latido» en las primeras semanas de gestación, al dolor se le añaden otras emociones como la rabia o la frustración, porque la mayor parte de las veces no existe una explicación para entender qué ha pasado. No poder saber qué ha fallado o qué ha sucedido puede dificultar el duelo y llevarnos a un estado de culpa. Porque si no sabemos qué ha fallado, lo más fácil es pensar que hemos sido nosotras. Y eso no es verdad: no hay algo mal en ti cuando eso sucede.

Pérdidas de sangre o aborto espontáneo

No todas las pérdidas de sangre durante el inicio del embarazo se deben a que estemos sufriendo un aborto. Hay otros motivos, como el hecho de tener una placenta previa o la rotura de algún capilar vaginal, entre otras. Pero sí que debemos acudir al médico si se dan sangrados, especialmente si son abundantes como una menstruación o más.

En estos casos, el desprendimiento del bebé ya se está dando y algunas mujeres llegan a urgencias habiendo ya expulsado el saco gestacional. Es un escenario muy doloroso llegar con el susto a urgencias, que te hagan una eco y ver la pantalla vacía donde antes estaba tu bebé.

En el mal acompañamiento estos casos son igual que los anteriores: el personal no suele estar formado o sensibilizado con estas emociones y es probable que no te sientas cuidada, pero eso no significa que tu duelo no importe. Que haya gente que no le dé importancia a estas vivencias no quiere decir que no la tengan.

¿Qué opciones tengo para despedirme de mi bebé en estos casos?

Estas son las opciones que existen, pero es importante que te dejes asesorar por el equipo sanitario que te acompañe, porque hay circunstancias que no permiten alguna de estas opciones.

- Manejo expectante: consiste en esperar que sea el propio cuerpo el que inicie la eliminación de los restos. De esta forma se iniciaría el parto de forma natural, pudiendo vivirlo en casa, en intimidad y acompañada de quien tú quieras. Esta opción tiene varias ventajas; una de ellas es que al iniciarse el parto de forma natural, el hecho de generar oxitocina ayuda a transitar el duelo posteriormente. Otra ventaja, si la mujer se siente con la necesidad y las ganas de experimentarlo, es que así tienes la experiencia de parir, de sentir cómo es tu cuerpo el que hace este trabajo. Eso te permite también ritualizar el duelo y poder despedirte de ese bebé como tú quieras. La gran desventaja de esta opción es que en la sanidad pública no ofrecen acompañamiento ni emocional ni sanitario, y elegir esta opción implica transitarla sola o buscando activamente el sostén.

- Interrupción con medicamentos: existe esta opción intermedia, que no es tan invasiva como una intervención quirúrgica y te permite vivir esta experiencia en casa de una forma similar al manejo expectante. Tiene algunas contraindicaciones por motivos de salud o semanas de gestación. Por eso es importante consultar con tu ginecóloga de confianza para valorar si es tu opción. Consiste, básicamente, en provocar el parto con medicación.
- Legrado: es la opción más invasiva, la opción quirúrgica. En algunos casos es la única que se permite, ya que puede haber razones médicas que nos impidan las dos opciones anteriores. El personal sanitario que os acompañe os dará las opciones para vuestro caso y resolverá vuestras dudas. A veces las dos opciones anteriores, especialmente el manejo expectante, no se ofrecen en muchos sitios por una cuestión de protocolo. Si no os las ofrecen, podéis preguntar cuáles son los motivos por los que no se os están ofreciendo y, en el caso de que no haya ninguna razón médica que lo impida, podríais valorarlas si os sentís acompañadas para ello.

Duelo perinatal

No todas las pérdidas se dan en el primer trimestre. También existe, como os decía, el duelo perinatal, que se da con la gestación más avanzada. En esta situación nos podemos encontrar, a grandes rasgos, por dos motivos: que nuestro bebé tenga un problema grave de salud que no le permita seguir adelante y muera (a menudo llegamos aquí cuando no notamos movimientos o en ecografías que certifiquen que no hay latido), pero también si nuestro bebé tiene una patología grave y somos nosotras las que decidimos no seguir adelante con la gestación.

Ninguna de las dos situaciones es más amable que la otra, ambas son dolorosas y requieren un gran tiempo de gestión. En estos casos ya no es posible el legrado, así que ese bebé tiene que nacer a través de un proceso de parto. Debes saber que si eso sucede tienes derecho a estar un rato, varias horas, con tu bebé una vez que haya nacido, que puedes hacerle fotos, pintar sus huellas, vestirlo o hacer una impresión de la placenta. Todos estos detalles, aunque en el momento puedan resultar asfixiantes, ayudan mucho durante el duelo.

Y lo que está claro es que todas las mujeres que han vivido algo así ya son madres después de esta experiencia, y eso no podemos negarlo. Estas vivencias acompañan a la mujer el resto de su vida y son material sensible cuando aparece un nuevo embarazo.

Cómo acompañarlo

Puede que no lo hayas vivido, pero que alguien de tu entorno lo esté haciendo. O puede que antes o después te encuentres con una mujer que es capaz de verbalizar abiertamente que su bebé ha muerto. Saber acompañar es importante.

Esa madre no necesita que le digan cosas como «Bueno, eres joven, ya tendrás otro», o si ya tiene algún otro hijo o hija: «Al menos ya tienes una». Tampoco necesita que le digas que ahora lo que tiene que hacer es airearse, salir de casa o divertirse. Ni advertencias del tipo: «Olvídate rápido porque si no tu pareja puede cansarse de tanto drama». Todas estas frases las he escuchado yo misma en mi entorno. En realidad, esa madre no necesita que digas nada. Solo que escuches. Algunas, incluso, las llegué a pensar yo misma mucho antes de ser madre. Porque no tenemos ni idea de gestionar la muerte en general, y mucho menos la muerte de un bebé antes de que nazca.

Si te encuentras algún día con una mujer que comparte contigo que ha perdido a su bebé, simplemente escucha su historia. Puedes decirle: «Siento mucho tu pérdida» o preguntarle cómo está. Quizá necesita contarte su parto. «Te entiendo. Estoy aquí. ¿Quieres hablar de ello?» No necesitan consejos ni discursos. Si ese bebé tenía nombre, atrévete a decirlo cuando hables de él. Necesitan espacios de seguridad donde validar su dolor, su pérdida y su maternidad. La muerte de bebés nos incomoda mucho como sociedad. No estamos en absoluto preparadas para afrontar una idea tan dolorosa, porque supone un desgarro muy grande, una injusticia de la vida que nos deja totalmente noqueadas. Debemos ser conscientes de ello y procurar que ese desconcierto emocional, esa incomodidad, no nos hagan actuar infligiendo más dolor a esa madre.

Existe una asociación para familias en duelo que se llama UMAMITA (<umamita.es>), donde ofrecen acompañamiento y recursos para las mujeres y familias que están viviendo una pérdida gestacional, perinatal o neonatal.

PARTO

1

PARIR

¿QUÉ ES UN PARTO?

Un parto es el momento más trascendental de la vida de una mujer que elige ser madre. Un momento de extrema sensibilidad donde, además de nacer una criatura, nace una madre. Un momento trascendental también en la vida sexual de las mujeres. El parto forma parte de nuestra sexualidad y así debe ser acompañado, con intimidad, con placer y con mimo. Para que el parto ocurra, el cuerpo debe abrirse, partirse, rasgarse. Y eso no puede hacerse sin que suceda lo mismo a nivel emocional. Para parir hay que partirse.

Hay muchas creencias erróneas que rodean el parto, y muchos protocolos médicos que reducen el proceso de parto a una sola forma posible de suceder, con unos tiempos específicos y unas intervenciones concretas. Pero la realidad es que cada parto es diferente. No solo en la forma —ya que puede ser un parto vaginal en casa o en el hospital, una cesárea, un parto instrumentalizado o inducido, o un parto improvisado en el coche de camino al hospital—, sino también en el fondo, puesto que puede ser una vivencia más larga, más corta, más placentera, más dolorosa, más sanadora o que despierte viejas heridas, una experiencia respetada o llena de miedo. Hay mil formas en las que puede suceder y mil formas distintas de impactar en nuestro cuerpo y en nuestras emociones, así que deberíamos exigir que cada mujer pudiera tener el parto que necesita y desea. Cada una de nosotras debería ser acompañada desde su individualidad, escuchada y sostenida con lo que ella verdaderamente necesite.

Parir es una experiencia personal e individual, y así tendría que ser estudiada, divulgada y tratada. Pero la realidad es que parir es una experiencia que nos ha sido arrebatada. Una experiencia con una profunda fuerza transformadora que nos ha sido robada y manipulada por la medicina hasta hacerla exclusivamente suya y convertirla, a ojos de la sociedad, en un trámite horrible y peligroso del que queremos escapar y en el que solo los médicos tienen un papel importante, privándonos así de la profundidad sexual que tiene el parto.

Parir es la mayor oportunidad de visitar nuestra sombra. Por definición, parir es expulsar naturalmente al hijo o hijos que la hembra tiene en el vientre. Pero este acto que por definición puede resultar tan sencillo, tiene infinitas implicaciones a nivel físico y emocional, y es importante que socialmente las conozcamos, con independencia de si vamos a vivir eso como madres o no. De igual modo que conocemos cómo funciona nuestro sistema digestivo porque lo estudiamos en el colegio, debería ser sabiduría popular conocer cómo sucede el parto, qué implicaciones tiene y cómo podemos acompañar a las mujeres en ese tránsito.

Por tanto, os propongo conocer en profundidad cómo se desarrolla.

El parto es un acontecimiento psicobiológico en el que participan de igual modo el cuerpo de la madre y del bebé y el mundo emocional de ambos. En términos fisiológicos podríamos hablar de un parto como un acto biológico en el que nuestro útero, a través de la oxitocina, segregada en grandes cantidades, empieza a contraerse para facilitar así su dilatación y su apertura, provocando también algunos cambios en el cuerpo que permiten que la pelvis se abra y el bebé descienda por el canal de parto.

En su libro *El nacimiento de una madre*, Daniel N. Stern dice sobre el parto que es algo tan primitivo y profundo que resulta difícil expresarlo con palabras. Sé que es difícil ponerlo en palabras, yo misma he atravesado la experiencia dos veces y es complejo expresar lo que se vive y se siente, y cómo con el tiempo vas dándote cuenta de lo mucho que te ha transformado. Sin embargo, yo quiero ponerle todas las palabras que pueda, quiero que juntas podamos nombrar toda esta vivencia, porque lo que no se nombra no existe. Así que sigamos hablando de qué es un parto y de qué implica parir.

Como os decía, el parto ilumina nuestras sombras, y por eso es también una experiencia mística que nos aleja de la consciencia más mental y nos lleva al cuerpo, a la memoria de nuestro linaje y a la historia de nuestra vida.

Así pues, empecemos por el principio: solo se puede parir con el cuerpo.

Habitar el cuerpo

El parto sucede en el cuerpo. Se pare con el cuerpo. Parece obvio, pero resulta que en Occidente pretendemos parir con la mente. En nuestra cultura occidental tenemos muy integrada la idea de que cuerpo y mente son dos realidades diferentes, y además hay un gran culto a la mente y muy poco culto al cuerpo. Bueno, hay culto a hacer ejercicio y ponerse «guapa» o «guapo», pero no a la conexión, escucha y cuidado del cuerpo. Muchas embarazadas nos preparamos para el parto desde la mente, informándonos, leyendo, estudiando. Pero no movemos el cuerpo. ¿De qué sirve que leamos mucho sobre el parto y nos informemos de las diferentes posturas que hay que adoptar para facilitar el expulsivo si después no movemos ese cuerpo, si no lo encarnamos y no conocemos sus recovecos?

Las mujeres tenemos un enorme desafío en la relación con nuestro cuerpo y la capacidad de habitarlo con placer y sabiduría.

Me fascinó y me ayudó mucho a entender este vínculo conflictivo que tenemos con el cuerpo cuando escuché en un congreso a Marta Torrón, fisiosexóloga, hablar de lo que la neurociencia nombra como «el cuerpo borrado». Os lo resumo: nuestro cuerpo existe dos veces, una en el plano tangible, el que puedes ver, tocar y mover, y otra, dibujado en el cerebro. Así, cada parte de nuestro cuerpo ocupa un lugar de nuestro cerebro. Si usamos mucho las manos, por ejemplo, tocando el piano o haciendo cerámica, la parte del cerebro en la que están dibujadas nuestras manos estará mucho más desarrollada. Tendremos más consciencia de nuestras manos, más sensibilidad, más desarrollo en la musculatura, más conexión con ellas. Pero lo mismo pasa al contrario. Si hay una parte de nuestro cuerpo que no usamos, que no miramos, que no conocemos, se borra de nuestro cerebro.

Se habla de que las niñas, sobre los nueve años, ya tenemos borrado de nuestro cerebro el dibujo de nuestra vagina, nuestro suelo pélvico, nuestros genitales y nuestro aparato reproductor. Eso se debe a la escasa educación sexual y menstrual que recibimos, a lo poco que tocamos y miramos nuestra vagina, y al desconocimiento total que tenemos de cómo es y cómo funciona nuestro órgano reproductor. Sin mirar, sin tocar, sin mover y sin pensar en nuestro útero, en nuestro suelo pélvico o en nuestra vagina, estos poco a poco se borran de nuestro cerebro. Eso lo que provoca es una desconexión con esa zona, que queda «con las sensaciones distorsionadas, más vulnerable, más torpe», como señala Marta Torrón en su libro *Tu cuerpo mola*.

Pretendemos dar a luz con un cuerpo al que no prestamos nada de atención y cuidado (quiero pensar que muchas sí lo hacéis, pero hablo a nivel social) y con una zona del cuerpo que no miramos, que no nombramos, que no movemos y que difícilmente sabríamos dibujar en un papel.

Esta desconexión de nuestro cuerpo es solo uno de los factores que han provocado que las mujeres nos desconectemos del parto como el evento fisiológico, holístico y trascendental que es. ¿Y cómo podemos reconectar con ese cuerpo? Pues cada una necesitará hacerlo de una forma o de otra, pero básicamente lo que necesitamos hacer es: mirar, tocar, mover y pensar. Es muy recomendable mirarse la vulva y la entrada de la vagina con un espejo, a menudo para conocer sus formas y sus colores. Tocarse es primordial, y no hablo solo de la masturbación, hablo de tocar todos los recovecos de nuestra vulva, de introducir los dedos en la vagina y explorar cómo es por dentro y qué sensaciones tienes en cada zona. Mover es mágico, bailar, sentarse sobre pelotas de pilates, hacer círculos con la cadera, hacer yoga o pasar tiempo en cuclillas. Y pensar, pensar en nuestro útero y en nuestra vagina. Es una zona que acostumbramos a tener en tensión, así que pensar en ella y soltar nos puede ayudar mucho. Todo esto nos ayudará a redibujar el cuerpo borrado.

Si aparece algún dolor, alguna duda o algo que no entiendes explorando tu vagina o tu vulva, la profesional a la que debes acudir es la fisioterapeuta de suelo pélvico o la fisiosexóloga.

Desconectar la mente

Solo se puede parir con el cuerpo, como decíamos. Por lo tanto necesitamos desconectar la mente, nuestro cerebro más racional, nuestro neocórtex. El cerebro puede separarse en dos partes, el cerebro primitivo o parte inconsciente (90 por ciento) y el neocórtex o parte consciente (10 por ciento). En el neocórtex encontramos nuestro cerebro intelectual, nuestro cerebro pensante y lógico. Es donde encontramos el lenguaje, la voluntad, el pensamiento crítico y lógico, el intelecto. En cambio, en la mente inconsciente encontramos las creencias, el instinto, los valores y la intuición.

¿Qué parte del cerebro crees que necesitamos para parir?

Efectivamente, la inconsciente. Así que para poder atravesar el proceso de parto debemos desactivar el neocórtex o la mente consciente, y para eso necesitamos dos cosas básicas: intimidad y seguridad.

Recuerdo con mucha claridad algo que pasó en mi segundo parto. Llevaba unas cinco horas de parto activo, contracciones de un minuto cada dos minutos, fuertes, rítmicas. Yo estaba eufórica, feliz, gozándomelo. Me bajaron al paritorio y llenaron la bañera de agua. Demasiado. La llenaron tanto que cuando yo me metí dentro empezó a desbordarse y a dejar todo el paritorio mojado. Con todo lo que sé ahora, me habría gustado que la matrona no dijera nada, sonriera y, en silencio, cubriese el suelo con toallas y las fuera cambiando una vez que estuviesen bien empapadas. Me habría gustado no haberme enterado de nada. Al menos yo, como doula, eso es lo que hubiera hecho, no despistar a la mujer de parto. Pero ¿qué hizo esa matrona? Encender la luz, hablar en un tono muy fuerte, pedirme disculpas repetidas veces, empezar a recoger el agua mientras se excusaba... Me hizo salir de la piscina y yo me la quedé mirando fijamente mientras todo eso sucedía. Es decir, que activó mi neocórtex con luz, preguntas, tono alto, y me puso en alerta. Efectivamente las contracciones cesaron de golpe. Yo estaba de ocho centímetros y con contracciones rítmicas, probablemente en un par de horas podría haber parido. Después de este incidente, pasaron quince horas hasta que llegué a dar a luz.

Estimular el neocórtex de una mujer de parto es una práctica negligente. La mujer de parto debe estar en el *planeta parto*, es decir, sin estímulos, sin sentirse observada o juzgada. La mujer de parto debe, simplemente, estar en su parto. Habitar plenamente su parto. Vivirlo sin interferencias.

¿Cómo paríamos antes?

Las mamíferas dan a luz solas. Se alejan, buscan un lugar seguro e íntimo y dan a luz. Algunas veces acompañadas por otras hembras experimentadas, como hacen las vacas, las elefantas o los delfines hembra. Y nosotras somos mamíferas. Por mucho que el mundo avance y la tecnología desarrolle escenarios futuristas, seguimos siendo mamíferas y animales, y el parto necesita exactamente lo mismo de siempre para suceder.

Siempre se ha parido en el hogar, en el espacio de seguridad. Solas o acompañadas de mujeres que generaban paz y confianza. Mujeres maternales, sabias y experimentadas que acompañaban a la mujer de parto. La raíz de la palabra *comadrona* (matrona) es la palabra *madre*. Su función en ese momento de la historia era la de proteger. Proteger a la mujer de parto, no ayudarla ni guiarla, sino protegerla de los estímulos del entorno, de posibles peligros o interferencias. En su libro *El bebé es un mamífero*, Michel Odent habla de la función de la «madre-comadrona» como «las madres que cuidan a sus hijos en el parque; el hijo acostumbra a olvidar su presencia mientras todo va bien». En algunos mamíferos vemos este fenómeno. En los elefantes o en los delfines, por ejemplo, cuando una hembra se pone de parto, otra hembra experimentada se sitúa a su lado y el resto de la manada se coloca en círculo alrededor de la hembra de parto para defenderla de posibles depredadores.

Lo que pasaba antes, más allá de dónde o cómo se paría, es que no se desconfiaba de la capacidad del cuerpo de la mujer para parir. Ninguna mujer dudaba de la capacidad de su propio cuerpo para traer al mundo a sus hijas o hijos, igual que no se duda de nuestra capacidad de poder cumplir con necesidades tan básicas como defecar u orinar.

Y esa confianza innata y esa certeza de poder hacerlo venían dadas por cómo vivían. Vivir en comunidad provocaba que tú pudieras ver parir a tus hermanas, a tus tías, a tus primas, a tus vecinas. Que las vieras amamantar y criar. Antes parir, lactar y criar formaba parte de la cultura popular. Todo el mundo conocía todo lo necesario para parir con placer y seguridad.

Incluso cuando la medicina empezó a acompañar partos, lo hacía de un modo respetuoso y expectante, solo para intervenir en la parte final del parto. Ina May Gaskin, una matrona estadounidense, en su libro *Guía del nacimiento*, cita hasta siete médicos del siglo XIX que hablan de cómo interfiere negativamente en el proceso de parto la llegada de un médico o de alguien que genere desconfianza en la mujer que está dando a luz.

Siempre se supo cómo se paría y qué se necesitaba, y nunca se dudó de la capacidad de hacerlo. ¿Cómo dudar de algo que sucede solo? Aún me cuesta creer que hayamos llegado al punto en el que estamos ahora.

Como sociedad, ¿qué sabemos ahora sobre el parto? Nada. Deshacer este camino y volver al punto, que aunque nos parezca raro existió, en el que el parto era un acto sexual y placentero nos va a llevar tiempo, pero podemos ir dando pasos. Empezar a reconectar con nuestro cuerpo y, especialmente, con nuestro útero es el primer paso y el más importante. Narrar nuestras experiencias y estudiar y formarnos sobre el parto y sobre la capacidad de nuestro cuerpo son algunas de las iniciativas que pueden contribuir a que la situación empiece a cambiar.

La socialización y la medicalización del parto

Antaño, el parto sucedía en el hogar y era un asunto de mujeres. Pero el tiempo avanzó, la vida en comunidad se fue perdiendo y apareció la familia nuclear, formada la mayor parte de las veces por un hombre y una mujer. Empezamos a vivir únicamente con nuestras parejas y estas se volvieron nuestro único acompañante posible. Paralelamente, la medicina fue interviniendo el proceso de parto hasta el momento actual, en el que nos encontramos en un punto de no retorno donde la medicina se ha excedido en esta injerencia en la experiencia de parir y, en lugar de poner la ciencia al servicio de las pocas mujeres que pudieran necesitar ayuda o intervención, han acabado poniéndonos a todas al servicio de esa ciencia, olvidando la fisiología y la capacidad innata de parir que tenemos.

Alrededor de 1970, a raíz de la pérdida de la vida en comunidad y la creación de la familia nuclear como centro, los hombres empezaron a ser los acompañantes de los partos de sus mujeres. Además, la civilización del entorno y del sistema ha pretendido también civilizar un proceso absolutamente primitivo como es el parto.

Todo esto ha tenido un impacto directo en nuestra capacidad de parir.

En las dos últimas generaciones, hemos duplicado el tiempo medio de duración de un parto y el índice de intervenciones, inducciones y cesáreas no para de crecer, estando muy por encima de lo que la Organización Mundial de la Salud recomienda. En el caso de las cesáreas, por ejemplo, la OMS recomienda un máximo de un 10 por ciento de cesáreas y en España estamos rozando el 25 por ciento.

Medicalizar los partos nos ha llevado a pensar que son una enfermedad que debe ser tratada por médicos, e intervenirlos tanto nos ha llevado a la conclusión colectiva de que necesitamos ayuda para parir, que no podemos hacerlo solas. La realidad es que sí podemos y que, en la mayoría de los partos, lo único que se necesita es una matrona amorosa y presente. Un buen obstetra sabe que él no debe pisar el paritorio si no hay una urgencia o una necesidad real de intervención. Aun así, en muchas clínicas privadas los ginecólogos se pasean por los paritorios y acuden para «sacar al bebé», y así también poder cobrar el parto, además de intervenir partos innecesariamente por cuestiones de protocolo o porque está a punto de acabar su turno.

Pensamos que el bebé nos lo tiene que sacar un médico. Me encuentro muchísimas mujeres que tienen muy integrado que en el parto estará el ginecólogo. Eso no es verdad, y no debería ser así. Los ginecólogos no atienden partos fisiológicos, no es su competencia. Porque son médicos, así que su competencia es la patología. Los partos deben suceder en la más estricta intimidad y con la única presencia sanitaria de las matronas, que son las especialistas en la fisiología del parto y, por tanto, el personal indicado para ello.

El miedo al parto

Todo este cambio en la manera de parir, toda esta intervención médica sistemática y toda esta desinformación sobre qué es un parto y la capacidad innata que tenemos de dar a luz nos lleva a un lugar de mucho miedo.

Socialmente se ha ido construyendo un *pensar* sobre el parto. Una idea, una concepción, una percepción, un nuevo saber popular. Y este saber popular ahora habla de peligro, de dolor y de medicina. Por lo tanto, provoca miedo. Cada vez hay menos mujeres con miedo al parto, pero es cierto que la cantidad de mujeres que sí lo temen no solo es significativa, sino también preocupante. Que un proceso fisiológico, que sucede de manera espontánea y natural, para el cual, *a priori* y en la mayoría de los casos, no se necesita ningún tipo de intervención, haya terminado ligado al miedo merece un buen análisis.

¿Qué se nos ha contado del parto? Si nos preguntamos por la fisiología del parto, absolutamente nada. Sabemos cómo funciona nuestro aparato digestivo, pero no tenemos ni idea de qué hace nuestro cuerpo en el proceso de parto.

¿Qué referentes o relatos sobre el parto hemos recibido?

Si miramos la ficción, los partos siempre son representados como un peligro, una urgencia, una pérdida.

Frenéticos, con gritos, luces, prisas. Debemos darnos cuenta de que si usan ese tipo de partos para la ficción es porque la trama lo requiere, porque si todo va bien no hay conflicto y sin conflicto no hay ficción. Pero así no son los partos. Al menos, no los que suceden de forma fisiológica.

¿Y qué dice el saber popular? En la calle, si te atreves a verbalizar que quieres un parto natural, lo más suave que te van a llamar es loca. «Si está la epidural para qué vas a sufrir.» «Mucha suerte en el parto.» «Que sea una horita corta.» «Ay, hija, si pudiera yo parir por ti para ahorrarte el sufrimiento.» Estas son frases que yo he escuchado durante mis embarazos. Y el lenguaje es tremendamente importante, como ya hemos ido viendo hasta ahora. Si esto es lo que te dice la gente normal, ¿cómo puedes generarte tú un imaginario placentero del parto? Es muy difícil.

Si a todo esto le sumas la medicalización del parto, como acabamos de ver, el escenario que se te pone delante es, cuando menos, terrorífico.

El miedo, en sí, no es malo, cumple una función importante cuando se manifiesta si estamos en peligro, aunque es un problema cuando lo hace fuera de contexto, como en un proceso de parto. Si tenemos miedo, no parimos. Cuando hablemos de hormonas lo veremos en profundidad, pero si sentimos peligro generamos adrenalina y si generamos adrenalina el parto no sucede. Es por pura supervivencia.

El miedo que más extendido está es al dolor de las contracciones. Otro miedo muy común es que le pase algo al bebé o a una misma. Y el otro gran miedo es a sufrir violencia obstétrica. Tres miedos comprensibles ante la experiencia que nos toca vivir, pero deseo poder arrojar luz a lo largo de este capítulo.

Parir no es peligroso

Con esta frase queda ya claro, podría no decir nada más. No lo digo yo, es así. Parir es un hecho fisiológico que no lleva implícito peligro. ¿Puede suceder algo peligroso? Desde luego que sí, como en todos los momentos de la vida, pero lo importante es entender que esa no es la norma. Que los partos que terminan siendo peligrosos son la excepción y que lo normal es que todo suceda sin ninguna necesidad de un médico en la sala.

La Sociedad Española de Ginecología y Obstetricia (SEGO) analizó la tasa de mortalidad materna intraparto durante 2010-2012 y el resultado fue de 6/100.000 nacidos. Los motivos son diversos, pero el más frecuente es la hemorragia posparto. Si hablamos de muerte neonatal, se estima que mueren 7-8/1.000 bebés intraparto. En este caso, los motivos son más complejos o desconocidos.

Estas cifras dejan claro que el parto no es peligroso en sí mismo.

La medicina está ahí para solventar los problemas, como en el resto de las áreas de la vida, pero la medicina no debe ser, ni es necesario que sea, el centro del parto.

Entonces os digo ya, por si os lo estáis preguntando o si tenéis esa creencia, que lógicamente parir en casa tampoco es peligroso. Parir en casa es igual de seguro que parir en un hospital, siempre que sea un parto asistido por matronas. De hecho, la OMS dice que es tan seguro parir en casa como parir en un hospital (repito, siempre que el parto en casa esté asistido por matronas) y que, además, hacerlo en casa reduce el índice de intervenciones y de cesáreas y reporta partos menos dolorosos y más rápidos.

2

PARIRÁS CON PLACER

El placer en el parto

La Biblia dice que parirás con dolor:

> A la mujer dijo: En gran manera multiplicaré tu dolor en el parto, con dolor darás a luz los hijos; y con todo, tu deseo será para tu marido, y él tendrá dominio sobre ti.
>
> Génesis 3:16

Si la Biblia dice parirás, utilizando el futuro simple, nos cuenta de forma explícita que antes no se paría con dolor. Parir es en sí una experiencia placentera que forma parte de la vida sexual de las mujeres, y eso es lo que tenemos que pedir y pelear: que se nos den las herramientas, los recursos y el acompañamiento para volver a cuando era una experiencia placentera para todas. Y con placentera no quiero decir, necesariamente, orgásmica. De hecho, solo el 2 por ciento de los partos son orgásmicos. Yo hablo de placer en la experiencia. Y placer en la experiencia significa que tú seas la protagonista; que se te tenga en cuenta; que confíes en tu capacidad de parir y que tu entorno y el personal que te acompañe también lo hagan; que te sientas con herramientas y recursos para experimentar la intensidad de cada fase; que te sepas informada de lo que está sucediendo en tu cuerpo y eso te dé seguridad para seguir avanzando, y que puedas tomar todas las decisiones de una forma consciente e informada. En definitiva, cuando hablo de placer en la experiencia de parto me refiero a que la mujer sea el centro, que esté cuidada, sostenida, sea respetada y escuchada. Es ahí donde encontraremos el placer en la experiencia del parto, siendo acompañadas con amor como en cualquier otra experiencia sexual e íntima.

Fases del parto

Os cuento brevemente y de forma esquemática las fases de un parto vaginal.

Pródromos. Esta es la fase previa al parto y puede durar incluso días. Los pródromos se caracterizan por ser contracciones intensas aunque irregulares, que a veces con un cambio de posición o con descanso suelen cesar. Estas contracciones son distintas de las Braxton-Hicks. Las Braxton nos han acompañado durante todo el embarazo, pero puede que no las hayamos apenas notado o que, si las hemos notado, haya sido porque la barriga se nos ha puesto dura o hemos tenido que dejar de andar unos segundos. Sea como sea, no suelen ser intensas. Cuando llegan los pródromos las contracciones sí son intensas, mucho más que las Braxton, y a menudo muchas mujeres creen que están ya de parto, pero no necesariamente indican que este sea inminente. La clave está en la regularidad. Si no hay contracciones regulares, lo mejor que podemos hacer es seguir con los planes que teníamos, vida normal, y sobre todo descansar en la medida que sea posible.

Fase activa del parto. En esta fase las contracciones han cogido un ritmo regular y el espacio entre ellas va disminuyendo con el tiempo. Las contracciones son más intensas y ya duran un minuto entero. La media de tiempo de fase activa de parto en una primeriza es de 12 horas y en un segundo parto de 8 horas. Durante esta fase tendrá lugar la dilatación del cuello del útero y nuestro bebé irá descendiendo por el canal de parto.

Fase de expulsivo. En este momento nos encontramos con una dilatación completa. Puede que tengas ganas de pujar o que las matronas guíen tu pujos porque estás con anestesia epidural. La mayoría de las mujeres hablan de esta fase como la más intensa y dura. Con la coronación de la cabeza del bebé sentimos lo que se llama «el aro de fuego». En este momento, además, experimentamos un pico de adrenalina que nos ayuda para la recta final, aunque también nos puede llevar a un estado de alerta y a hacernos verbalizar el tan socorrido «no puedo más». Pero si has llegado hasta aquí, significa que ya no queda nada. En esta fase casi seguro que te vas a hacer caca, ya que la cabeza de tu bebé presiona el recto. No te preocupes, nos pasa a todas y las matronas van a limpiarte con mucho amor y respeto.

Alumbramiento de la placenta. Una vez que nuestro bebé ha nacido, le toca el turno a la placenta. Esta se desprende de nuestro útero y sale por el canal de parto, aún conectada a nuestro bebé si no han cortado el cordón. El cordón umbilical es suficientemente largo para que tu bebé llegue a tu pecho antes de que la placenta salga de tu cuerpo. La naturaleza es asombrosamente mágica. E inteligente.

El útero en el parto

Nuestro útero es un órgano fascinante: además de albergar vida, durante el parto hace un trabajo titánico. Nuestro útero se abre hacia arriba al mismo tiempo que empuja hacia abajo a nuestro bebé. Durante siglos, a medida que la sexualidad y la libertad de las mujeres han sido coartadas, nuestro útero ha empezado a sufrir las consecuencias. Ahora mismo nos encontramos con lo que Casilda Rodrigáñez, una escritora fascinante, llama «úteros espásticos». Lo que ella quiere decir con esto es que ahora vivimos con úteros contracturados y tensos. Nos hemos pasado la adolescencia metiendo tripa, hemos dejado de pasar horas en cuclillas, estamos durante horas sentadas en sillas y nuestra sexualidad ha sido coartada y violentada. Todo eso ha afectado a nuestro útero y a su funcionamiento. Por eso, si vemos la fisiología del parto (ya casi llegamos) nos damos cuenta de que el parto en sí no es un acto doloroso, que las contracciones son movimientos naturales de nuestro útero y que lo que realmente nos duele durante el parto son los calambres que provocan las contracciones en un útero contracturado, en un útero espástico. Sobre este tema podéis explorar el libro de Casilda *Pariremos con placer*, en el que cuenta con mucho detalle el viaje que han hecho nuestra sexualidad y nuestro útero hasta el día de hoy.

Pero centrémonos en lo que necesita nuestro útero para funcionar en el momento del parto: energía, hidratación y riego sanguíneo.

Energía e hidratación le podemos dar con facilidad si descansamos, comemos y bebemos. Pero ¿el riego sanguíneo? ¿Qué hace el riego sanguíneo? ¿Quién se encarga de eso?

Te propongo un ejercicio rápido que puedes hacer sin

soltar el libro. Levanta un brazo recto hacia arriba y empieza a abrir y cerrar el puño, muy rápido y con mucha fuerza. Tan rápido y tan fuerte como puedas. Y mantén esta dinámica durante unos segundos. Al poco tiempo sentirás un hormigueo en la mano que posteriormente bajará por todo el brazo. También empezarás a notar que no puedes abrir y cerrar tan rápido ni tan fuerte. ¿Notas ese cansancio? Eso es exactamente lo que le pasa a nuestro útero si se queda sin riego sanguíneo, que se agota, y así le va a costar mucho ayudar a nuestro bebé a nacer.

¿Qué podemos hacer para que el riego sanguíneo se dirija al útero? ¿Quién se encarga entonces de llevar el riego sanguíneo al útero?

La oxitocina.

Las hormonas en el parto

La oxitocina es nuestra mejor amiga durante el parto. Es la encargada de facilitarle el trabajo al útero. La oxitocina es la hormona del amor o la hormona tímida, como la llama el obstetra francés Michel Odent. Ambos nombres nos dan una idea de lo que necesitamos para generarla: amor e intimidad. Y el neocórtex desactivado, recordemos. Para generar oxitocina necesitamos sentirnos confiadas y seguras, bien sostenidas por el entorno, respetadas y escuchadas. Necesitamos caricias, besos, palabras de aliento, risas, complicidad y calma para que brote a chorro. Incluso si te apetece masturbarte durante la dilatación, adelante. No nos olvidemos de que el parto es sexual. Y que la oxitocina es precisamente la hormona que generamos cuando hacemos el amor y tenemos un orgasmo.

Como respuesta a la oxitocina generamos otras hormonas, las endorfinas. Las endorfinas son nuestros opiáceos endógenos, o sea, nuestro calmante natural. Son las hormonas de la felicidad y de la recompensa, así que aparecen para que entre contracción y contracción sintamos alivio y plenitud. Vienen a decirnos que lo estamos haciendo bien. También aparece la melatonina, la hormona del sueño, llevándonos a un estado parecido al de la meditación, lo que normalmente llamamos planeta parto, ese estado de la mujer en el que parece que no está en la tierra, que se va, porque no habla, hace sonidos guturales y además percibe el tiempo y el espacio de forma diferente.

Para que aparezcan estas hormonas necesitamos desactivar el neocórtex, insisto, puesto que para producirlas, el sistema simpático debe estar desconectado, ya que se generan desde el sistema parasimpático. Esa segregación de hormonas puede suceder estando en espacios en penumbra, con silencio y rodeadas de personas de confianza, las menos posibles para garantizar la sensación de intimidad.

¿Suele ser así el escenario en el que parimos en un hospital? Pues lamentablemente no. Por suerte, cada vez más hospitales tienen salas de parto con esas características, aunque eso no es así en la mayoría de ellos. Y en los hospitales en los que sí tienen salas de parto más agradables, hasta que llegas a ese lugar pasas por muchos pasillos iluminados, con ruido, gente y personal no cualificado para el trato personal con mujeres de parto, como podrían ser los camilleros.

Si no conseguimos ese espacio de intimidad y seguridad, tendremos miedo. Y si sentimos miedo, si nos sentimos amenazadas, juzgadas, miradas e intervenidas generaremos adrenalina. Justo lo contrario de lo que necesitamos.

La adrenalina es la hormona de la alerta y del peligro, pone nuestro cuerpo en tensión y manda todo el riego sanguíneo a las extremidades. ¿Te acuerdas de lo que le pasa a nuestro útero si se queda sin riego sanguíneo? Pues eso es lo que sucede si aparece la adrenalina, que el parto puede ponerse en pausa. Esto tiene un sentido en el mundo animal: si una hembra está pariendo en mitad del bosque y oye un depredador, al generar adrenalina el parto va a parar, facilitándole así que huya y busque un lugar seguro para dar a luz. Pero nosotras ya no necesitamos ese recurso, ya no deberíamos sentir que tenemos que defendernos de algo, y menos del hospital, que es el lugar donde nos mandan a todas a parir de forma sistemática.

La intimidad y el parto

Perdonadme que me ponga un poco bruta, pero... ¿haríais caca o tendríais sexo delante de gente que os mira fijamente y opina sobre cómo lo estáis haciendo o cuánto estáis tardando? Son dos actividades muy íntimas y difícilmente pueden hacerse con desconocidos mirando, tocándote o hablándote. Pues con parir pasa exactamente lo mismo: es imposible parir de forma fisiológica con gente que te mira, te toca, grita, opina y te presiona. Ya hemos visto que lo más importante para parir es generar oxitocina. Y esta no se puede generar sin intimidad. Odent llama a la oxitocina «hormona tímida», ya que aparece solo cuando estás tranquila, en intimidad y seguridad.

Entonces, parir en intimidad no es un capricho subjetivo de la mujer que da a luz, sino una necesidad fisiológica para que el parto siga su curso.

¿*En intimidad* quiere decir completamente sola? No necesariamente.

Hay mujeres que sí lo necesitan. Necesitan estar completamente solas, incluso sin sus parejas, y no están locas. Por mucho que la sociedad las mire como a unas raras, están conectadas con su necesidad más profunda. Y, a veces, se esconden solas en el baño. Pero no es obligatorio querer estar sola. Se puede estar en intimidad con gente que te mire con amor, que te sostenga y te quiera, con quien tú te sientas a gusto. Porque la intimidad tiene que compaginarse con la seguridad. Sentirse segura es importante para entonces poderse entregar al trabajo de parto y a esa intimidad profunda. Por ejemplo, la presencia de una matrona puede reducir un poco la intimidad, pero transmite seguridad a la mujer de parto y también en el proceso de parto en sí mismo. Seguridad e intimidad son los dos pilares que van a sostener el trabajo de parto fisiológico y van a contribuir a que este se desarrolle con mayor placer. Por eso es esencial elegir quién va a acompañarte en tu parto. Y dónde va a suceder ese parto.

Vamos a ver cómo y dónde damos a luz la mayoría de las mujeres en España.

Cuando llevamos dos horas con contracciones regulares cada cinco minutos nos vamos al hospital. Esa es la recomendación. Aquí ya hemos necesitado un taxi o un traslado en coche con su correspondiente ruido, luces y frenazos. A la llegada al hospital, te atienden en el mostrador, luego te pasan a un box, te monitorizan y te hacen un tacto; en función de los centímetros de dilatación, te quedas ingresada o te mandan a casa de nuevo. Si te quedas, al poco rato entra otra enfermera a ponerte una vía. Un camillero te sube a la habitación, donde pasas un buen rato dilatando mientras va entrando el personal a hacerte preguntas. Cuando el parto avanza, llega el momento de bajar al paritorio, al que te lleva otro camillero, a veces junto con otras mujeres de parto y sus acompañantes. En el paritorio entran las matronas, se presentan, a veces te hacen otro tacto, a veces te hacen preguntas y a veces hay residentes que tienen que aprender ciertas cosas. Y las aprenden contigo.

No, eso no es intimidad.

Eso es el resultado de una atención al parto que se preocupa por todo menos por el bienestar de la madre y por su experiencia de parto, y ya va siendo hora de que recuperemos el poder y que las madres volvamos a estar en el centro de la cuestión. La intimidad no es un capricho, insisto: es un factor básico para poder parir con dignidad.

El dolor en el parto

No hay nada en el proceso fisiológico del parto que determine dolor. Ninguna hormona específica que lo provoque, ni ninguna fase para la cual sea necesario ese dolor. Según la fisiología del parto, este debe ser placentero. Recordemos que intervienen las hormonas del amor y las de la felicidad. ¿Puedes entonces sentir dolor durante el parto? Evidentemente. No se me ocurriría vender el parto como una experiencia sin dolor (en este momento histórico), aunque sí creo que es importante que resignifiquemos la palabra *dolor* y la acerquemos más a la palabra *intensidad*, y no a la palabra *sufrimiento*. Porque eso es lo que nos viene a la mente si hablamos de dolor, el sufrimiento. Pero debemos entender que el dolor de parto no es un dolor del que tengamos que huir, no es un dolor que nos indique que algo está mal, sino que es un dolor al que debemos entregarnos, una intensidad que debemos dejar que nos invada y que, en cualquier caso, indica que todo sigue su curso.

Pero ¿cuáles son las causas de ese dolor, si no es fisiológico? Pues por ejemplo podemos encontrarnos con contracturas en el útero. Lo que Casilda Rodrigáñez nombra como úteros espásticos. El útero es un músculo y como todo músculo puede contracturarse. Históricamente, las mujeres nos pasábamos horas en posición de cuclillas, siempre rodeadas de mujeres; y nos movíamos mucho y de muy diversas maneras, incluso teníamos una gran conexión con la danza. Todo ello nos conectaba con nuestro cuerpo y nuestro útero. Y esto ya no es así, hace siglos que no es así, pero con la medicalización del parto la situación ha empeorado. Hemos dejado de bailar, estamos horas sentadas en sillas (lo cual provoca que el útero esté muy prieto), nos pasamos la adolescencia metiendo tripa, no tenemos ni idea de dónde está exactamente el útero, no sabemos moverlo, a duras penas conocemos nuestro ciclo menstrual, se nos ha privado de nuestra sexualidad convirtiéndola, exclusivamente, en el coito, y nos hemos creído que para parir necesitamos un médico. A todo eso, debemos sumarle las posibles agresiones sexuales que hayamos vivido a lo largo de nuestra vida y las posibles heridas emocionales que tengamos en relación con la sexualidad. Nuestro útero, el órgano más poderoso de nuestro cuerpo, ha acabado olvidado, contracturado y desconectado de nosotras.

¿Cómo influye en el trabajo de parto que el útero esté contracturado?

En una formación que hice con Imma Campos, una matrona referente del parto en casa en Cataluña, esta puso un ejemplo que ayuda mucho a entenderlo. Imagínate que tienes tortícolis y yo te pido que muevas la cabeza de un lado a otro, como si dijeras que no. Derecha, izquierda, derecha, izquierda, muy sencillo y fluido. Pero tú tienes tortícolis, así que lo más probable es que hacer este ejercicio tan fácil, que *a priori* no genera ningún dolor, te duela. El útero es nuestro órgano más holístico, con más memoria emocional. En esos músculos albergamos muchas tensiones y muchas heridas emocionales. Y el dolor también puede aparecer por el miedo. Si sentimos miedo, eso nos llevará a la tensión. Y la tensión, al dolor, y entonces nos encontraremos metidas en un bucle Tensión-Miedo-Dolor del que difícilmente podremos salir. (Se puede salir de ese bucle con herramientas para la calma como el hipnoparto. Os doy algunas ahora mismo.)

Puede que te ayude entender las posibles causas del dolor o puede que te dé igual, pero la cuestión es que esa intensidad estará ahí, que el dolor puede aparecer. Y si lo hace debemos abrazarlo, porque nuestro trabajo es entregarnos a esa intensidad para que nuestro cuerpo trabaje. Cuando explicaba todo esto en una de las preparaciones al parto con hipnoparto que realizo, una mujer me preguntaba: «¿Es posible que nosotras estemos a tiempo de integrar toda la historia, de entender el proceso de parto y llegar a parir con placer?». No tengo la certeza absoluta, aunque seguramente muchas sí lo consigamos, integrando todo esto poco a poco y resignificando el parir como una experiencia sexual y femenina. Pero si no lo conseguimos, al menos habremos avanzado gran parte del camino y podremos ofrecerles nuevos relatos, nueva formación y nuevas perspectivas a las mujeres que están por parir.

Herramientas y remedios para transitar el dolor

No farmacológicas

- **Respiración.** Centrarte en la respiración puede ayudarte. Alargar la espiración activa el sistema parasimpático y ayuda al cuerpo a relajarse. A menudo, sin ser apenas consciente de ello, puedes estar tensa durante la inspiración y contener ahí toda tu fuerza, en los labios o la mandíbula, pero es mucho más difícil estar tensa mientras espiras. Pruébalo: espirar, con sonido, es clave para el relax. Durante la dilatación, intenta que la espiración sea más larga que la inspiración.

- **Movimiento libre.** El cuerpo sabe cómo ponerse para hacer el trabajo que tiene que hacer. Si puedes estar con la escucha puesta en tu cuerpo, seguro que él te da pistas. Puede ayudarte hacer círculos o dibujar la figura del infinito —ya sabes, una especie de ocho en horizontal— con la cadera, botar en la pelota de pilates o ir cambiando de posición cuando te sientas. Tu cuerpo se moverá, si le dejas, y adoptará la posición que ayude al bebé a ir bajando por el canal de parto.
- **Masajes.** Tus acompañantes pueden masajear algunas partes de tu cuerpo que estén tensas o sientan dolor. La presión en el sacro o en las crestas iliacas puede aliviar la intensidad durante la dilatación, aunque en la fase final el sacro suele salir hacia fuera, y ejercer presión en ese momento puede ser molesto. El contacto de una mano amorosa, tu pareja, tu madre, tu doula o tu comadrona, puede aliviar mucho tu tensión y tu posible miedo.
- **Agua.** El agua puede proporcionarte mucho confort. La bañera de partos o tu propia bañera de casa te permiten soltar el peso del cuerpo y relajar los músculos, y la temperatura elevada del agua puede aliviar mucho el dolor. También alivia un poco meterse en la ducha, sentada sobre una pelota de pilates, y dirigir el chorro de agua caliente hacia la tripa en el momento de la contracción.
- **Bolsas de agua caliente.** Bolsas térmicas de agua o las bolsas de semillas que se calientan en el microondas. El calor en la tripa o en los riñones, según dónde sientas la

intensidad, te ayudará a transitar las contracciones y a aliviar la intensidad.

- **Aromaterapia.** Hay muchos aceites, entre ellos el de lavanda, que pueden contribuir a crear un ambiente agradable y familiar para ti, además de ayudar a que te relajes.
- **TENS** (Estimulación Nerviosa Eléctrica Transcutánea). Es un sistema de alivio del dolor a través de las suaves señales eléctricas que nos llegan gracias a un pequeño dispositivo y a unos electrodos pegados a nuestra piel. Los impulsos eléctricos despiertan la capacidad analgésica de nuestro propio cuerpo, estimulando la producción de endorfinas y de otras sustancias que nos ayudan a frenar la sensación de dolor.
- **Rebozo.** El rebozo es un pañuelo largo y con una anchura aproximada de unos 50 centímetros que se acopla a la barriga o a las caderas de la mujer —tanto de pie como sentada o apoyada, por ejemplo, sobre la pelota de pilates— y se mueve de manera suave y rítmica, ayudando así a relajar los tendones, los ligamentos y los músculos que intervienen en el parto. No solo alivia el dolor, también relaja a la mujer de parto e incluso puede ayudar al bebé a colocarse en la posición idónea. Las parteras latinoamericanas llevan siglos utilizándolo. Puedes encontrar matronas que sepan usarlo en el hospital que elijas o puedes llevar tú misma alguna tela que te guste y pedirle a tu acompañante que te ayude con ello.
- **Acompañamiento.** Que te cuiden, que cuando te entre el miedo alguien que te quiere te diga que está todo bien, que te acaricien, que te recuerden lo bien que lo estás haciendo. El cuidado, por lo general, alivia el dolor y el miedo, y nos conecta con la confianza y la calma.

Farmacológicos

- **Epidural.** La anestesia peridural puede ponerse en cualquier momento del proceso de parto. Se recomienda esperar a haber dilatado un mínimo de 4-5 cm para asegurar que el parto no se detiene por la anestesia. No hay un momento límite en el que no se pueda poner. Lo que es importante es conocer los riesgos y beneficios de la epidural, porque hay algunos pormenores que no solemos saber y son importantes para tomar la decisión. Puedes consultar con tu ginecóloga o tu matrona sobre los riesgos y beneficios de la epidural, pero a grandes rasgos son estos:
  - **Riesgos:** mayor posibilidad de parto instrumentalizado, mayor probabilidad de uso de oxitocina sintética y antibióticos, partos más largos.
  - **Beneficios:** alivio del dolor, mayor posibilidad de descanso, mayor capacidad de participación en el caso de cesárea.
- **Óxido nitroso.** Es una alternativa eficaz de analgesia durante el parto. Se administra mezclado con un 50 por ciento de oxígeno, aspirándolo cuando empieza la contracción. En países como Inglaterra, Suecia, Canadá y Finlandia se usa en un 40-60 por ciento de los partos.

Acompañamiento en el parto

«El vocabulario traduce el pensamiento dominante», dice Michel Odent. Por eso el vocabulario que rodea el acompañamiento de la mujer de parto es el siguiente: guiar, controlar, intervenir, ayudar. Porque socialmente ya no creemos que las mujeres puedan parir, inconscientemente creemos que necesitan ayuda, asistencia e intervención, cuando en realidad lo único que tenemos que hacer es acompañar. Proteger a la mujer de parto de todos los estímulos que puedan activar su neocórtex y ya está. Parece fácil, ¿no? ¿Por qué cuesta tanto llevarlo a la práctica en todos los hospitales?

Liliana Lammers, una experimentadísima doula que ha acompañado más de seiscientos nacimientos, dijo en una formación de doulas a la que asistí: «No la podemos ayudar, hay que entenderlo».

Y esta afirmación es importante, porque desde que se ha medicalizado el proceso de parto parece que las mujeres necesiten ayuda todo el rato, cuando lo que necesitamos en realidad es que nos dejen en paz. Que dejen de intervenir y de calcularlo todo con unos tempos estándar sin mirar las necesidades específicas de cada mujer y de cada bebé. Porque una vez que intervenimos un parto, difícilmente vamos a poder dejar de intervenirlo con nuevas acciones. Por ejemplo, si intervenimos en el parto gritándole a la mujer y tratándola mal o encendiendo luces, y esta genera adrenalina y activa su neocórtex, puede que el parto se estanque y con el paso de las horas ella necesite oxitocina sintética, lo que la va a llevar a precisar anestesia epidural, ya que el dolor que genera la oxitocina sintética no es nada fácil de gestionar. Una intervención nos lleva a la siguiente intervención. De ahí el uso que hago de la frase *proteger a la mujer de parto*, porque de eso va el acompañamiento.

Elegir quién te acompañe en el parto es importante, porque aquel o aquella que escojas tiene la función de protegerte de los estímulos y de no generarte estímulos nuevos. Quien te acompañe en el parto debe ser alguien amoroso que entienda y conozca el proceso y sepa por lo que vas a atravesar, para poder acompañarte entendiendo cada fase. Se sobreentiende que tiene que ser tu pareja quien te acompañe porque «también es su momento». Y no, para nada. El parto es de la mujer que da a luz, no es el momento del papá o de la otra mamá. Entiendo la importancia que tiene para el padre o para la otra madre el nacimiento de su criatura, pero hay que preguntarse cómo va a ocupar este espacio de acompañamiento y cuánto va a prepararse para ello.

En el momento social actual, en el que, como hemos visto, vivimos en familias nucleares de dos adultos, sin una comunidad de mujeres que nos acompañe, parece que se vuelve obligatorio que sea la pareja quien nos acompañe en el parto. E insisto: no tiene por qué ser así. Además, en el caso de los hombres, estamos viviendo un momento histórico y social donde el feminismo ha impactado con fuerza, la masculinidad hegemónica de antes está en el punto de mira y muchos hombres están haciendo esfuerzos para deshacerse de ella. Eso los lleva a querer implicarse en la paternidad, en ejercerla de forma consciente y consensuada con sus parejas, en estar presentes y disponibles, trabajando sus mundos internos. Esto está de maravilla para la crianza y para la convivencia en general. Pero, en el parto, ¿los hombres (hablo de hombres en concreto porque si tu pareja es una mujer es muy distinto) molestan o ayudan?

Yo no tengo una respuesta que sirva para todos los casos, pero sí planteo que es importante que os preguntéis si vuestra pareja está preparada para acompañar ese parto. En caso de decidir que sí, debe formarse para ello, pues los hombres suelen desconocer la anatomía femenina y el proceso de parto, además de generar muchísima adrenalina en situaciones de tensión, lo cual nos viene fatal. También podéis preguntaros si es la única persona que queréis que esté o si queréis que además esté vuestra hermana, vuestra madre, una amiga o una doula. Quizá una segunda acompañante pueda cubrir ciertos aspectos de la logística y la calma que ayuden a vuestra pareja a estar tranquila y presente. Acompañar un parto no es ninguna tontería, y un acompañante con la adrenalina a flor de piel no va a permitir que el trabajo de parto siga adelante, puesto que entonces tu propia adrenalina también asomará y te dificultará las cosas.

Planteo este tema porque me escriben muchas mujeres con esta inquietud. La viven como un tabú: «Cómo no va a acompañarme mi pareja», se sienten un poco locas o raras. Algunas comparten que el compañero es muy aprensivo o que la compañera tiene mucho miedo a que le pase algo al bebé. Otras dicen que el padre no está informándose. Y coinciden en que necesitarían que fuese otra persona la que estuviera presente ejerciendo el sostén y la calma. Y yo quiero romper tabús, porque nunca estás sola en nada. Así que si estás leyendo esto y tu pareja fue un acompañante magnífico, qué alegría, lo celebro, y deseo que su experiencia inspire coraje a la gente que le rodea para acompañar bien futuros partos. Pero si lo que te digo te resuena, busca. Busca una amiga, una doula, una hermana que puedan acompañaros a ambos o que puedan acompañarte en exclusiva a ti. Y habla abiertamente con tu pareja sobre la importancia del acompañamiento y el entorno en el parto. Háblale de lo importante que es que lea sobre el parto, te acompañe en la preparación e incluso se vea todos los vídeos de partos posibles. Si no conoce lo que te va a suceder y cuáles van a ser tus necesidades básicas, no va a poder acompañarte. Por lo tanto, debemos buscar y elegir a aquella persona o personas (recordemos lo de la intimidad) que vayan a sostenernos sin intervenir.

El lugar en el que damos a luz afecta al proceso de parto. Dar a luz es muy seguro. Los pocos partos con resultados adversos son 4,3 de cada 1.000.

Puedes parir en cuatro sitios diferentes: en casa, en una casa de partos, en un hospital público o en una clínica privada. Según la evidencia científica, parir en casa es igual de seguro que parir en un hospital y además minimiza el riesgo de sufrir intervenciones. Lo mismo sucede con las casas de parto, que son centros en los que únicamente hay matronas y solo es posible el parto fisiológico.

El entorno hospitalario aumenta significativamente las posibilidades de tener un parto instrumentalizado, intervenido con analgesia o episiotomía y cesárea. Se puede asegurar, y así lo hace la OMS, que el entorno más seguro para una madre primeriza con embarazo de bajo riesgo sería una casa de partos fuera del entorno hospitalario y el lugar más seguro para una madre que ya haya parido anteriormente sería su propia casa.

¿Está mal que quieras parir o que hayas parido en un hospital? No, amiga, claro que no. Pero debemos poder afirmar con seguridad que el parto en intimidad en un entorno no medicalizado no solo es seguro, sino que es más rápido, más placentero y tiene menos posibilidades de acabar siendo un parto instrumentalizado o un parto por cesárea.

Entonces entendemos que el entorno es importante para el desarrollo del parto, pero no todo es azaroso, no todo depende de elegir bien el hospital y de encontrarnos personal amoroso y bien actualizado. Nosotras podemos hacer muchas cosas para modificar el entorno. Para eso es muy interesante todo el trabajo que propone Carmen Moreno con el método del hipnoparto, el Parto Positivo.

Ella propone buscar todo aquello que te provoque paz y calma relacionado con los sentidos. Tener varios recursos de calma para ofrecerles a tus sentidos y poder anclarte a esa calma. Saber qué estímulos te producen sosiego va a facilitar la relajación, vital para que el trabajo de parto progrese. Buscar la calma y la confianza y elegir un espacio para parir que te genere intimidad y seguridad no es algo exclusivo del parto fisiológico. Esta forma de mirar la experiencia de parto y esta conexión interna sirven para todo tipo de partos, ya que te ayudarán a tener una experiencia más placentera.

Tipos de parto

No hay un tipo de parto mejor o peor. Depende siempre de lo que ha necesitado la mamá para parir y el bebé para nacer. El hecho de que se dé uno u otro tipo de parto depende también de muchos factores, y ninguno de ellos lleva implícita una vivencia, una experiencia ni un recuerdo específicos. Es decir, que ninguno de estos partos es en sí mismo placentero o traumático. Puedes vivir un parto fisiológico de manera terrorífica, con miedo y maltrato por parte del entorno, y puedes vivir una inducción o una cesárea profundamente respetada y cuidada.

Fisiológico

Este es el parto que hemos estado viendo hasta ahora, aquel que sucede sin anestesia, de forma espontánea y por vía vaginal.

Vaginal con anestesia

En este caso sería un parto que se inicia de forma fisiológica, pero que en algún momento y por diversas razones —por agotamiento de la madre, por demasiado dolor o por poner oxitocina sintética para que todo suceda más rápido, por ejemplo— acaba derivando hacia un parto con intervención. Una vez que tenemos la anestesia puesta, el parto puede ser vaginal, aunque ya no fisiológico, porque además de que las hormonas no las está generando nuestro cuerpo, sino que están siendo administradas por vía venosa, nos hacen adoptar una posición contraria a la fisiología del parto: tumbadas.

Instrumentalizado

En estos partos se requiere el uso de instrumentos, como por ejemplo el fórceps, las palas, el kiwi o la ventosa, o se requiere una episiotomía para ayudar al bebé a salir (a menudo se hace por rutina, sin ninguna razón evidente).

Inducido

En España uno de cada cuatro partos es inducido. Cuesta creer que uno de cada cuatro bebés no sabe nacer, pero aquí estamos. Por protocolo, se ofrece la inducción a todas las mujeres que cruzan el umbral de la semana 40, sabiendo que un embarazo saludable puede llegar tranquilamente a la semana 42, e incluso cruzarla. También sabemos que si bien cruzar la semana 40 conlleva un ligero incremento de algunos riesgos, como que la placenta deje de funcionar o que el bebé sea excesivamente grande, entre otros, hay muchas pruebas médicas que nos permitirían chequear el bienestar fetal, placentario y materno casi a diario para poder dejar que ese bebé nazca cuando le toque. La inducción consiste en provocar el parto, a veces aplicando prostaglandina en el útero para intentar que empiece de forma espontánea. Otras veces, y cuando la prostaglandina no hace efecto, se inyecta oxitocina sintética para provocar las contracciones de parto. Lo que suele suceder en las inducciones es que, como la oxitocina no la está generando nuestro cuerpo, las contracciones son demasiado intensas y pocas mujeres consiguen sobrellevar esa intensidad. Para intentar evitar una inducción existen opciones como la acupuntura, la moxibustión o la maniobra de Hamilton que he nombrado anteriormente.

Cesárea

En España, un 24 por ciento de los nacimientos son vía cesárea, cuando la OMS recomienda que no se pase del 10 por ciento. Estamos frente a una nueva epidemia junto con las inducciones. La cesárea apareció para salvar la vida de las bebés cuando la madre moría durante el parto. Con el tiempo, fue apareciendo una técnica de cesárea que se practicaba en mujeres vivas y que permitía que sobrevivieran a la operación, aunque luego casi siempre morían por infecciones o hemorragias. Hoy es una operación muy segura, que obviamente conlleva sus riesgos, como toda operación quirúrgica, pero que permite salvar muchas situaciones complejas (algunas de ellas provocadas por la misma medicalización, aunque ese es otro tema). Sería maravilloso si solo se usara cuando es realmente necesario. Sin embargo, hemos cruzado la línea y ya se ha convertido en otra forma de nacer, una opción electiva, sin tener en cuenta las implicaciones que tiene para mamá y bebé. Si os encontráis en esta situación o tenéis ganas de saber más, podéis leer el libro *¿Nacer por cesárea?*, de Ibone Olza y Enrique Lebrero, donde encontraréis toda la información médica, emocional y psíquica sobre la cesárea.

3

¿Y SI NO ES COMO ESPERABA?

Otro *spoiler*: *no será como esperabas*. Te lo aseguro. Igual se parece un poco a lo que imaginabas, pero desde luego no será lo que tienes en tu cabeza. Y eso no es necesariamente malo. Parir implica a dos personas. A ti, pariendo. Y a tu bebé, naciendo. Un trabajo en equipo que se ve afectado por el entorno, las creencias y la propia sombra que aparece en ese instante. Puede que aparezcan miedos que no conocías, dolores que no tenías ubicados, recuerdos de infancia. También pueden suceder cosas en el entorno que no esperabas o no deseabas. Pero también está en tu mano entregarte a esos cambios, abrazarlos, entender por qué se dan y apropiarte de tu camino.

Cesárea

Todas sabemos que existe la cesárea y que es una posibilidad acabar necesitando una, pero muy pocas mujeres se hacen preguntas sobre cómo les gustaría vivirla si llegan a necesitarla. No nos planteamos esta opción, pero puede que tu bebé necesite ayuda para nacer o que tú estés muy cansada porque el parto se alarga y no te queden fuerzas para seguir adelante. También puede que el corazón de tu bebé empiece a estar cansado y palpite más despacio. Puede que necesitéis ayuda y vayáis a una cesárea. A menudo llegar a ella se vive como un fracaso, muchas mujeres son capaces incluso de verbalizar que ellas no parieron. Como si una cesárea no fuera también un parto. Un parto por cesárea. Y no es ninguna tontería, la cesárea es una cirugía mayor. Cortan siete capas de tu tripa hasta rasgar el útero. A ver quién es capaz de ir a una mujer que ha parido por cesárea, abriendo entero su útero, y decirle que ha fracasado.

Entonces, ¿qué podemos hacer para integrar esta vivencia? Yo siento que es importante entender que la experiencia del parto es 50 por ciento nuestra y 50 por ciento de nuestras criaturas. Nuestro parto es a la vez su nacimiento, y poner ahí la mirada nos puede ayudar a integrar, asumiendo, lógicamente, que todas queremos y merecemos un parto respetado y placentero, porque es una experiencia que marca nuestras vidas. Pero dando espacio también a las necesidades de nuestro bebé y de cómo necesita llegar al mundo.

Es importante valorar esta opción en tu plan de parto, porque así, en el caso de llegar a una cesárea, podrás vivirla como tú hayas elegido.

Violencia obstétrica

Hemos visto antes algunas maniobras o prácticas que no son aceptables o que debes elegir de forma consciente e informada con todos los pros y contras. Aun así, puede que estés leyendo estas líneas años después de saber esa información o que, sabiéndola, no hayas podido evitar esas prácticas. No es tu culpa. Eso es lo más importante y lo que tiene que quedar del todo claro.

La violencia obstétrica es la más invisible de las violencias de género y se expresa de igual modo. Las maniobras violentas son la punta del iceberg, pero debajo de eso encontramos muchas formas sutiles de violencia de género, como la infantilización, la información sesgada o el maltrato verbal. Y como en la violencia de género en general, el culpable es siempre quien ejerce esa violencia, no la víctima que no pudo defenderse de ella.

Así que si te lo preguntas, te respondo: no, no podías hacer más para evitar lo que te hicieron. Y sí, lo que sientes es válido. Si te sentiste violentada, agredida o maltratada, es real, lo fuiste. Debemos parir en un entorno amoroso y cuidadoso. Si nos hablan mal, nos gritan, nos mueven, nos privan de lo que pedimos, nos infantilizan, no permiten la entrada de nuestras parejas, si nos hacen intervenciones sin informarnos o llevan a cabo maniobras violentas, estamos sufriendo violencia obstétrica y podemos denunciarlo.

Este tipo de violencia, en un momento tan sensible para la salud emocional de la madre, puede dejar grandes heridas en la psique y marcar absolutamente el posparto y el vínculo con el bebé. Muchas mujeres narran que después de partos violentos no querían ver al bebé, a veces ni siquiera tocarlo. Esto impacta en el desarrollo del vínculo, por lo que es importante ser estricta, atenta e inflexible.

Debes saber que si has sufrido este tipo de violencia puedes poner quejas en el hospital o presentar una denuncia.

Sanar tu parto

Que un parto sea traumático o no, no lo determina el tipo de parto en sí, sino cómo nos hemos sentido nosotras en ese tránsito. Un parto natural puede ser traumático, igual que una cesárea puede ser respetada y celebrada. Todo dependerá de cómo has sido tratada y de cómo te has sentido en ese proceso.

Es muy bonito el discurso (y yo misma lo practico) de «entrégate a tu parto, tu bebé viene a enseñarte algo, abraza las decisiones que vayas tomando, relaja, busca el placer incluso si algo no va como esperabas». Creo que tenemos la capacidad interna de hacer eso. Pero no todas somos capaces de verlo durante el proceso de parto.

En mi primer parto, por ejemplo, me frustré mucho. Yo quería un parto natural, era muy joven y pensaba que lo sabía todo, pero en el proceso de parto las sensaciones que sentí me asustaron mucho. Vomité de dolor (algo que ahora sé que es normal, así que si te pasa, tranquila, porque va todo bien), pero en ese momento yo no lo sabía y estaba tensa como una roca. Imposible parir, claro. Cuando pedí la epidural, lloré mucho. Lo sentí como un fracaso muy grande, como una pérdida. «No he podido.» En aquel instante, fui incapaz de darme cuenta de que mi trabajo de parto seguía, que para que ese bebé naciera yo necesitaba seguir trabajando. Que solo había precisado una ayuda, pero que ahora podría descansar un poco para coger fuerzas para los pujos.

A veces reducimos nuestros relatos de parto a lo anecdótico. «Al final me pusieron la epidural.» «Al final fue una cesárea.» ¿Al final? ¿Y el resto?

Es mucho más difícil parir con anestesia o abrirte en canal y recuperarte de una cesárea. Es muchísimo más fácil parir de manera natural en una esquina, a oscuras. Así es como la naturaleza ha previsto que suceda. El cuerpo funciona solo y una vez que alumbras al bebé, te levantas y ya está. Pero cuando necesitas este tipo de ayudas, tu trabajo se vuelve más arduo, así que el relato no puede ser «al final tuvieron que ayudarme».

¿Qué quiero decir con todo esto? Pues que si sientes que tu experiencia no fue como esperabas, sanar tu parto es importante. Si sientes frustración, dolor, si te trataron mal, si no fue como esperabas, debes poder sanar esta experiencia. Visualizarla entera y darte cuenta de lo poderoso que fue pasar por cada etapa por la que pasaste. Y sanar el parto pide relatarlo una y otra vez con el mayor lujo de detalles. Apropiarte de tu experiencia, celebrarla y sacar las conclusiones que puedas. De hecho, yo pienso que uno de los mejores regalos que podemos hacer cuando visitamos a una mujer recién parida es preguntarle si nos quiere contar su parto. Haya ido bien o haya sido una experiencia no tan buena, relatarlo es el mejor canal para integrar la vivencia.

Es probable que te lleve un tiempo atreverte a recordar un parto que no te resultó respetuoso o amoroso. Relatar tu parto tres meses después de parir es una cosa y hacerlo cuatro años después es otra. A mí me ha costado justo eso, cuatro años, mirar atrás y verme como una diosa, capaz no solo de pedir, sino de aceptar una ayuda que me permitiera descansar y coger fuerzas para recibir a mi hijo y darle la bienvenida a este mundo.

Tu parto es tuyo, está en tu piel, te guste más o te guste menos. Y esa experiencia impacta en tu cuerpo, en tu corazón y en tu sexualidad. Por ello, darle un espacio, visualizarlo, analizarlo, celebrarlo y colocarlo todo en su sitio no solo es sanar tu parto, sino que es sanarte a ti entera.

4

PLACENTA MÁGICA

La placenta es el único órgano temporal de nuestro cuerpo. Se crea única y exclusivamente para que nuestro bebé se desarrolle. La placenta aparece en el quinto o sexto día después de la fecundación y es la responsable de intercambiar nutrientes y oxígeno con el bebé. Se encarga del sistema endocrino, respiratorio y digestivo de nuestra criatura. Auténtica magia.

Nuestra placenta, a diferencia de la de los demás mamíferos, le manda también a nuestro bebé anticuerpos de todo aquello que hayamos pasado nosotras. Cuando digo que es mágica es que es mágica de verdad.

Una vez que ha nacido tu bebé, la placenta se desprende del útero. Lo que ha dispuesto la naturaleza es que, justo al nacer tu peque y ponerlo en tu pecho, se genere el pico de oxitocina más grande que vas a tener jamás. Eso permite cortar la hemorragia que se deriva del desprendimiento de la placenta. Para que ese pico de oxitocina suceda, debes estar tranquila, con tu bebé rápidamente encima y sin que nadie esté hablándote ni encendiendo luces ni tocando tu cuerpo ni lavando al bebé ni haciendo nada. Y lograr eso pariendo en un hospital es bastante complicado, aunque no imposible. Por eso para el alumbramiento de la placenta, por protocolo de hospital, la mayoría de las veces se nos inyecta oxitocina sintética para ayudar a cortar esa hemorragia.

No hay prisa para que el alumbramiento suceda, entre otras cosas porque el cordón umbilical es suficientemente largo para que tu bebé llegue al pecho sin que hayas alumbrado aún la placenta.

En el momento del nacimiento, un tercio de la sangre de tu bebé sigue en la placenta. Eso provee a tu hijo o hija de oxígeno, hierro y glucosa. Por eso es importante que pienses qué vas a hacer con ella. Se recomienda el pinzamiento tardío del cordón, cuando este ha dejado de latir, porque eso nos indica que la mayor parte de la sangre ya ha pasado al cuerpo de tu bebé. Aunque también puedes hacer un parto lotus.

Parto lotus

La naturaleza no ha dispuesto que bebé y placenta se separen justo después de nacer. Y el parto lotus consiste en respetar esos tiempos que el cordón necesita para secarse y separarse del pequeño. Bebé y placenta pueden seguir unidos de dos a diez días. Elegir este tipo de parto requiere cierto acompañamiento, ya que la placenta necesita unos cuidados específicos.

Yo no lo hice. De hecho, cuando yo parí no sabía absolutamente nada de esto y si me lo hubieran contado me habría parecido lo más hippie del mundo. Ahora me cuestiono si no estaremos llamando hippie a entender la auténtica esencia de las cosas. En realidad, ojalá todas pudiéramos vivir nuestros partos así. No cortar el cordón implica tener que moverte trasladando la placenta contigo, y eso hace que te muevas menos. Y ya ni hablamos de salir a la calle a socializar o de recibir visitas. No cortar el cordón te permite tumbarte en la cama los primeros días para mirar a tu bebé, establecer la lactancia en intimidad y llena de oxitocina, acompañar tu sangrado vaginal con calma, dejarte cuidar y descansar.

Qué sabia es la naturaleza y qué pena que hayamos dejado de escucharla.

¿Qué puedo hacer con la placenta?

Pues además del parto lotus, hay un montón de cosas que puedes hacer con la placenta, tanto si das a luz en casa como si lo haces en un hospital.

Lo primero de todo: la placenta es tuya. Así que si decides llevártela a casa, dependiendo del protocolo del hospital en el que des a luz, vas a tener que indicarlo con anterioridad en tu plan de parto o hablar con el equipo que vaya a atenderte. Puede que te digan: «No puedes, son restos biológicos», pero sí puedes. Es tuya.

- **Recuerdos y amuletos:** puedes imprimir la placenta en papel de acuarela para tener un cuadro de recuerdo para siempre. Si haces parto lotus, con el cordón seco puedes hacer atrapasueños, por ejemplo. También puedes enterrarla y plantar un árbol. O puedes congelarla hasta que decidas qué quieres hacer.
- **Formas de ingerirla:** puedes coger un trocito justo después del nacimiento y comerla cruda, hacer batidos con ella o también encapsularla. Para eso puedes consultar con una doula especializada en el cuidado de la placenta. Si das a luz en casa, es probable que el equipo de matronas que te atienda sepa acompañarte en esto también.
- **Tintura madre:** las tinturas son una solución de sustancias medicinales disueltas en un líquido. De la misma

forma que las flores de Bach son tinturas de componentes activos de plantas en alcohol, la tintura madre de la placenta proporciona un remedio homeopático hecho a medida de la madre.

PUERPERIO

I

PUERPERIO O POSPARTO INMEDIATO

¿Qué es el puerperio o posparto?

El puerperio o posparto es el periodo de tiempo que pasa desde el parto hasta que los órganos reproductores de la mujer recuperan la normalidad y aparece la menstruación. Esa sería una definición más teórica. La realidad es que la duración del puerperio depende de cada mujer y de la fusión emocional con su criatura. Se habla de que el posparto físico duraría aproximadamente un año y que el posparto o puerperio emocional lo haría hasta que el bebé deja la esfera emocional de la madre, cosa que puede suceder a los dos o incluso tres años de la criatura. Que mamá y bebé compartan esfera emocional significa que están fusionados emocionalmente: el bebé siente y percibe todo lo que la mamá siente, y viceversa. La duración del puerperio es diferente en cada mujer, y dependiendo de si fue un parto vaginal o una cesárea, de si tenemos algún prolapso, alguna cicatriz o una diástasis, la recuperación del cuerpo será más o menos larga. Lo mismo ocurre con el viaje emocional, que será de una u otra forma dependiendo del tipo de parto que hemos vivido, de cómo nos hemos sentido experimentándolo o de cómo sea y nos sostenga nuestro entorno.

Se habla siempre del posparto como de un periodo de recuperación, y eso refuerza la idea de que hay que volver al mismo sitio en el que estábamos antes de ser madres. Y es verdad que el cuerpo necesita un tiempo para reubicarse, pero volver al mismo sitio de antes, volver a ser la de antes, no es posible. Y no pasa nada.

La primera vez que escuché a alguien definir el posparto usando una palabra distinta a recuperación fue en una formación con la psicóloga perinatal Neus Estrada. Ella se refirió al posparto como un periodo de transformación y ya nunca más he podido nombrarlo distinto.

La llegada de tu bebé impacta en tu vida de una forma sin precedentes y todo tu cuerpo, tu cerebro y tu emocionalidad están alerta por y para esta experiencia. Todo en ti se transforma, el cuerpo, el cerebro, los deseos, las fantasías, las ambiciones, las ideas, la identidad.

Y esta transformación conlleva un largo periodo de tiempo. Un largo periodo de tiempo que el sistema no se encarga de cuidar. Lo que la neurobiología tiene previsto para nosotras, para el bebé y para la crianza en general choca directamente con el sistema social y cultural al que pertenecemos. Lo que nos ofrece el sistema y lo que socialmente se entiende por crianza es radicalmente opuesto a lo que necesitan realmente las mamás y los bebés.

Pero nosotras podemos formarnos, buscar espacios y acompañamiento, hacernos preguntas, entender el proceso y, así, encontrar las herramientas para vivirlo de una forma más consciente y saludable. Podemos hablar de nuestra experiencia, relatar nuestras vivencias y compartir con nuestro entorno, y en concreto con las mujeres que nos rodean, para ayudarlas así en su futura maternidad, si la viven. Porque la experiencia materna debe ser relatada y conocida para que la llegada a la maternidad sea más consciente y placentera para todas las que vienen detrás.

Hagamos entonces un viaje por el puerperio.

La mala fama del posparto

Seguramente hayas escuchado alguna vez que el posparto es un infierno, que es durísimo. Probablemente te hablen de mucha entrega, de mucho cansancio, incluso de arrepentimiento. Puede que todo esto que describo lo hayas vivido en tus propias carnes. No se me ocurriría negar que el posparto es intenso y que la luz y la sombra danzan a nuestro alrededor todos los días sin diferencia, pero sí que quiero lanzar dos ideas sobre él y sobre por qué pienso que estamos divulgando, socialmente, una mala fama del posparto.

El posparto es intenso, intenso a morir. Después de pasar por el momento más trascendental de tu vida, el parto, te enfrentas al inicio de una nueva vida, una nueva identidad y una nueva realidad: ser madre. Y cien por cien seguro que no va a ser como esperabas, para lo malo pero seguramente también para lo bueno. El posparto es un tiempo maravilloso de la vida de las mujeres, una etapa de profunda sensibilidad e intensidad, y para encontrar el placer y el goce en esta etapa hace falta entregarse a ella, porque la resistencia, el intento de que todo vuelva a ser como antes o pretender que el bebé no tenga necesidades que cubrir nos llevará a un lugar de profunda tristeza, frustración y desesperación.

Hay que destacar que la vivencia del posparto la van a determinar nuestro embarazo y nuestro parto. No es lo mismo un posparto con un bebé vivo que con un bebé muerto; no es lo mismo un posparto después de una cesárea que después de un parto fisiológico, y no es lo mismo un posparto después de sufrir violencia obstétrica que después de tener una experiencia placentera y respetuosa. Cada una de nosotras, entonces, tiene ya un cóctel preparado cuando llegamos al posparto, y lo más probable es que estalle con intensidad. El posparto es pura luz, os juro que yo no he visto nada más bello que una mujer en pleno posparto, chorreando leche, sudor, sangre y lágrimas. Es la naturaleza en su máxima expresión, y la naturaleza no está exenta de dolor. Por eso el posparto es dolor y placer en continua convivencia, y el problema que tiene esta etapa (como todas las etapas de la maternidad) es la falta de información y medios. Necesitamos conocer los entresijos del puerperio, las necesidades básicas del bebé y todo aquello por lo que vamos a atravesar para poder integrar la vivencia con mayor facilidad y fluidez.

Un posparto puede ser un infierno por un sinfín de razones, y todas tendrían solución o tratamiento si estuviéramos informadas y acompañadas. Por ejemplo, la lactancia puede resultar difícil, pueden aparecer grietas, puede haber un percentil (peso del bebé) que nos preocupe, el peque puede no agarrarse bien al pezón, podemos tener mastitis (obstrucción que deriva en infección) y otros muchos problemas, y todos ellos se solucionan teniendo a una profesional de la lactancia a nuestro lado, alguien que nos dé confianza en nuestra capacidad de amamantar, alguien que corrija la postura que estamos cogiendo, alguien que chequee el agarre de la boca del bebé, alguien que nos ayude a tratar las mastitis... En definitiva, alguien que nos acompañe y nos asesore individualmente.

Pero ¿qué es lo que tenemos por la vía pública? Nada. Encontrar matronas y pediatras actualizadas en lactancia se convierte en una lotería, y depende del hospital o de la ciudad en la que des a luz encontrarás un asesoramiento de calidad o un auténtico despropósito. En estos momentos hay sanitarios que no están formados en lactancia y se dedican a recomendar lanolina para las grietas, cosa que está contraindicada, y en urgencias se sigue recomendando poner calor cuando hay mastitis, pese a que la recomendación oficial es aplicar frío. Aún hoy, hay pediatras que recomiendan dar el pecho cada tres horas cuando la evidencia y la recomendación oficial dicen que la lactancia debe ser a demanda. No se acaba nunca la lista de negligencias que el sistema público ejerce sobre las madres y sus bebés, sobre nuestras lactancias y nuestros cuerpos. Para evitar estas situaciones, lo ideal es buscar un grupo de lactancia en tu barrio o una asesora de lactancia que te acompañe durante las primeras semanas.

Pasa lo mismo con la recuperación de nuestro suelo pélvico. Cuántos ginecólogos siguen hoy diciendo que si hay dolor en la vagina posparto «se va a pasar con el tiempo», cuando ya sabemos que eso no solo no es cierto sino que existen unas profesionales del suelo pélvico, las fisioterapeutas de suelo pélvico o las fisiosexólogas, que se encargan, entre otras cosas, de tratar esos dolores posparto. Más adelante veremos por qué se dan y cómo revertirlos.

Y nos encontramos frente al mismo problema con las emociones del posparto. Sin grupos de apoyo donde compartir lo que nos sucede, sin espacios donde hacer preguntas y ver cómo lo están viviendo otras mujeres, se hace completamente imposible gestionar según qué emociones y entender lo que nos está sucediendo. Sin información sobre las necesidades de los bebés y sobre las nuestras propias, se hace muy complejo entender las etapas por las que pasa nuestra hija o hijo, se hace muy complejo darle lo que necesita y entender qué está sucediendo en nuestro sistema familiar y en nuestro corazón.

Todo, todo, todo lo que sucede en el posparto se vuelve un infierno por la falta de acompañamiento. Todo, todo, todo lo que sucede en el posparto se integra mejor acompañada por personal cualificado y compartiendo espacio con otras madres y mujeres experimentadas. Con más fácil acceso a la psicología perinatal, con más fácil acceso a las doulas o las asesoras, con espacios de diálogo y comunidad, el posparto sería otra cosa. Igual de intenso, pero sin ninguna duda mucho más placentero. Lo que tú puedes hacer para encontrar ese acompañamiento empieza en las salas del pediatra o de la matrona, en los bares de tu barrio, hablando con las madres que encuentres y buscando grupos de apoyo en centros cívicos o en otros espacios donde ofrezcan ese apoyo.

Las aguas del posparto

«El posparto es líquido.» Esta frase la escuché de la voz de Sam Lipquin, psicóloga infantil y perinatal de Pell a Pell, en una charla que dieron en el primer espacio que tuve de acompañamiento a la maternidad.

Desde entonces intento compartirla siempre porque me parece clave para entender que el posparto es una etapa que debe navegarse, y navegar nunca es algo siempre igual y tranquilo.

El posparto es líquido porque todo nuestro cuerpo está drenando líquido, literalmente. Nuestra vagina sangra durante veinte o cuarenta días, de nuestros pechos brota leche durante todo el día, manchando incluso nuestra ropa sin que lo esperemos, sudamos piel con piel con nuestro bebé y de nuestros ojos brotan lágrimas a menudo. Vivimos en líquido y eso nos pone en un estado muy específico. Estamos drenando, haciendo limpieza, colocando, entendiendo, integrando, navegando. Y hacer todo eso, integrar todo eso, requiere tiempo, y nos cuesta mucho darnos ese tiempo. Nosotras mismas, a veces, pretendemos que todo suceda rápido y poder volver a ser la de antes, a estar activas, a ser *productivas*.

Vivimos el posparto como una etapa en la que ponemos en pausa la vida para poder en algún momento volver a ella, pero eso no es cierto. Lo único que se pone en pausa durante el posparto es nuestra relación con el capitalismo. Porque el posparto es todo menos interesante para el capitalismo, por eso se nos exige salir cuanto antes de ese estado y volver a producir. Por eso tenemos la sensación de no ser productivas, de no estar haciendo nada, cuando en realidad lo estamos haciendo todo. Cuidar a nuestro bebé, darle cobijo, amor, alimento, seguridad, permitirnos un tiempo para reconocer a la nueva mujer que somos, maternar con profundidad y atravesar el posparto con plenitud es cero productivo para el capitalismo y cien por cien necesario para ti y para tu bebé.

Piel con piel

«El hábitat del recién nacido es el cuerpo de la madre», dice Nils Bergman, médico sueco especialista en neurociencia perinatal. Es lo que espera tu bebé al nacer, encontrarse contigo, con tu olor, tu piel, tu voz. Es a ti a quien busca al nacer, por eso nacen tan despiertos, ávidos y atentos, con esos ojos abiertos, buscando a mamá y el pecho materno, que es lo que les va a asegurar la supervivencia.

Los beneficios del contacto piel con piel son muchos. Este favorece la colonización del recién nacido por los gérmenes maternos. Favorece también la adaptación a la vida extrauterina disminuyendo los niveles de cortisol (hormona del estrés) en sangre, que provocan una disminución del estrés del bebé. Facilita también la regulación térmica del bebé, lo que hace disminuir el consumo de energía del pequeño, haciendo así que disminuya también el riesgo de hipoglucemia (bajo nivel de glucosa en sangre). También la estabilidad cardiorrespiratoria. Por supuesto, disminuye el tiempo del llanto. Favorece el establecimiento del vínculo y de la lactancia, propiciando un correcto y espontáneo agarre al pecho. Y disminuye la ansiedad materna, pues no todos los beneficios van a ser para el bebé. Las madres también necesitamos el contacto piel con piel justo después del nacimiento.

En 1979, en el hospital de San Juan de Dios de Bogotá, no había suficientes incubadoras para cuidar a bebés prematuros y probaron lo que acabó llamándose «Método de la madre canguro», que consistía en tener al bebé prematuro piel con piel con su madre las veinticuatro horas del día. Los resultados fueron increíbles, aumentó la supervivencia de los bebés y, además, hizo posible abaratar los costes hospitalarios.

Se probó esto porque no había recursos para incubadoras, pero nadie antes había pensado que el cuerpo de la madre era exactamente lo que permitía sobrevivir al bebé. Por suerte, hoy conocemos los beneficios y entendemos la necesidad de madre y bebé.

Tú que estás leyendo este libro, y yo misma, fuimos separadas de nuestras madres al nacer. Durante décadas existió, y en algunos lugares aún existe, el nido o la *nursery*, ese espacio acristalado lleno de cunas de bebés solos a cargo de enfermeras y con los familiares buscando al suyo a través del cristal mientras la madre «descansa». También durante muchos años, justo al nacer se llevaban a los bebés para lavarlos y entregarlos a sus madres una vez limpios y vestidos. Me produce escalofríos pensar que a tantas generaciones se les haya negado este vínculo maternofilial al inicio de la vida, ese chute de amor, esa cascada de oxitocina. Durante décadas hemos nacido de forma violenta e irrespetuosa, pero poco a poco vamos cambiando las cosas.

El contacto piel con piel permite perpetuar las condiciones que tenía el bebé en el útero, que es justo lo que necesita, un ambiente cálido, que huela a su madre, donde pueda oír esa voz y ese latido que lo han acompañado durante nueve meses. Cuando las criaturas nacen pueden distinguir el olor y la voz de su madre, y pueden reconocer el sabor del calostro, que sabe igual que el líquido amniótico. Además, la naturaleza es muy sabia y nuestra neurobiología tiene un as en la manga para que nos queramos toda la vida, y es que cuando tu bebé nace y lo tienes en tu pecho, antes incluso de alumbrar la placenta, tú segregas la mayor cantidad de oxitocina que vas a generar en toda tu vida. Ese chute, esa hormona del amor, es la que nos ayuda a vincularnos y a amarnos, y nos permite sostener al bebé con toda nuestra energía, justo lo que él espera al nacer. ¿Qué pasa si durante generaciones nos hemos perdido ese momento tan mágico y tan necesario? ¿Qué va a ser de la sociedad en el futuro más cercano si seguimos naciendo violentados y sin amor? Como bien dice Michel Odent, «para cambiar el mundo hay que cambiar la forma de nacer».

Establecer la lactancia materna

La lactancia materna debe establecerse en el paritorio durante la primera hora posparto. Los bebés, gracias a su olfato, pueden encontrar con facilidad el pezón de su madre. El establecimiento de la lactancia es importante, estar tranquilas y bien acompañadas en ese momento es esencial. Probablemente no hayamos visto a nadie lactar en su posparto más inmediato, por lo que es posible que tengamos dudas sobre qué debemos hacer o cómo debemos colocarnos.

Lo cierto es que no tenemos que hacer nada extraordinario: mantenernos tranquilas y observadoras. Sostener a nuestra bebé, mostrarnos disponibles y confiar en la capacidad de ambas de llevar a cabo esa lactancia. No tiene más secreto, pero a la vez es muy complicado que se den estas circunstancias, ya que muchos partos son instrumentalizados, llenos de gente que nos toca y nos observa, y así se vuelve muy complejo estar tranquilas y sentirnos en intimidad para hacer algo tan personal y tan íntimo como empezar a dar el pecho.

Algunos apuntes rápidos sobre el inicio de la lactancia:

- Los primeros días hasta la subida de leche, que suele ser al tercer o cuarto día posparto, las criaturas ingieren el calostro, que aunque parece muy poca cantidad es más que suficiente para alimentar al bebé. El calostro protege. Muchas mujeres en esos primeros días piensan que no tienen suficiente leche, pero el calostro es oro, amigas. Y la cantidad que hay es suficiente y poderosa.
- A la segunda noche se la llama *la noche de las vacas locas*. Lo que sucede esa noche es que la criatura necesita mamar sin parar para recuperar las fuerzas que ha destinado a nacer. Así nos ayudan a aumentar la producción: a más succión, más producción. Por ello no tiene sentido hablar de lactancia cada tres horas, porque con tan poca estimulación perderemos la producción y eso, a los po-

cos días, nos llevará a tener que dar lactancia artificial y a perder nuestra lactancia materna.

- El dolor al inicio de la lactancia no es normal. Tu pezón no tiene que *hacer callo* o *acostumbrarse*, algo que se sigue diciendo aún hoy. Si hay dolor, es necesario consultar con una asesora de lactancia, una profesional IBCLC *(International Board Certified Lactation Consultant)* o una matrona formada en lactancia, para observar ese agarre. Tú también puedes fijarte en eso. El pezón sirve solo como conducto para que la leche salga. No es lo que tu bebé debe meterse en la boca, sino toda la areola. Debe abrir bien la boca para abarcar la mayor cantidad de areola posible. Tú puedes ayudarle pinzando la areola con tu dedo índice y pulgar e introduciéndola en la boca de tu bebé sin miedo y con confianza. O colocando el pezón en la nariz de tu bebé en lugar de colocarlo en la boca, de esta manera tu peque se verá obligado a echar la cabeza hacia atrás y a abrir mucho la boca, y el agarre será más adecuado. Si tienes dudas o dolor, consulta rápido con una asesora de lactancia, es importante la asistencia lo antes posible para que ese mal agarre no derive en grietas, en posibles obstrucciones o en tener que complementar la lactancia con leche artificial.
- Otro de los elementos que pueden dificultar el agarre y la lactancia es el frenillo. Si hay frenillo corto y eso dificulta el agarre, hay diversas formas de actuar, y quien puede catalogar qué tipo de frenillo tenemos delante y cuál es la recomendación debe ser una profesional IBCLC. Puede necesitar ser cortado. A veces mejora con fisioterapia u osteopatía pediátrica y a veces lo hace simplemente cambiando posturas o incluso no haciendo nada. Las criaturas con frenillo corto (el 14 por ciento de los bebés lo tienen así) necesitan más tiempo de suc-

ción y más paciencia, pero eso solo lo podemos conseguir con un buen acompañamiento.

Vuelta a casa

¡Menudo momentazo! Yo, personalmente, lo recuerdo con muchísima ilusión. El inicio de todo. Si has parido en casa, desde el primer instante ya estás en la cueva, pero si has parido en el hospital o en una casa de partos, volver a casa implica muchas cosas.

El tiempo que pasas en el hospital parece una burbuja donde la vida exterior se ha detenido. Y volver a casa implica poner en marcha de nuevo el reloj de la realidad, de la vida fuera de esa especie de barrera protectora.

Muchas cosas se remueven al llegar a casa con tu bebé y es necesario un tiempo para amoldarse a la nueva rutina, para darte cuenta de todo aquello que te hace falta o de cómo va a ser vuestro día a día. Ese tiempo de descubrimiento requiere de la mayor intimidad posible y eso me lleva a hablarte de un tema muy controvertido: las visitas en pleno posparto.

Como madre y como profesional, estoy completamente en contra de esta norma social de que cuando un bebé nace todas las personas que conoces tienen que venir a visitarte para conocer al peque, deben cogerlo y hacerse fotos con él. Me parece fuera de lugar. Un bebé necesita estar en el pecho de su madre y el hecho de pasar de brazos en brazos, con tantos nuevos olores, tantas voces y tantos estímulos puede estresarlos muchísimo. Algunos, incluso, presentan problemas en la lactancia después de situaciones como las que te expongo.

La nueva familia necesita un tiempo para integrar que hay un nuevo miembro, para conocerle, para establecer la lactancia de forma segura y para que la madre se recupere en la más estricta intimidad, rodeada solo de las personas que ellas elija. Puede que el entorno se crea con el derecho de *conocer al bebé*, pero la primera que tiene que conocer al bebé es la madre y convertirse en una atracción de feria no es la mejor manera de empezar a hacerlo. Una de las cosas buenas que ha traído la pandemia es la intimidad de estos primeros días, y esto debería hacernos reflexionar. Porque todo el mundo quiere conocer al bebé, pero nadie piensa en la madre o en lo que ese mismo bebé que quieren conocer necesita en realidad. Antes de ser madre no me lo había planteado nunca y conectaba mucho con esta ilusión del nacimiento y con correr al hospital a llevar flores y conocer al bebé. Ahora me horroriza la idea.

Cuando me vi recién parida, sangrando como una animal, llena de compresas y gasas, con mis pechos a reventar de leche, medio desnuda y sudada, aprendiendo a sostener a mi bebé y a darle el pecho y rodeada de gente que me miraba fijamente y me hacía fotos, me quería morir. Menudo circo. Cuando nació mi primer hijo toda la familia vino al hospital nada más nacer. Habíamos establecido la lactancia de forma exitosa en el paritorio y cuando toda mi familia subió a la habitación no supe evitar que el bebé pasara de brazos en brazos. Todos los miembros de mi familia se hicieron una foto con él y luego volvió a mis brazos. Del estrés que le provocó estar sin mí ese rato y estar en tantos brazos, con tantos olores distintos, no supo volver a engancharse al pecho, no había manera, estaba perdido y nervioso. Por suerte, tuve un segundo de lucidez y eché a todo el mundo de la habitación. Coger a bebés recién nacidos provoca un profundo estrés en el bebé y solo responde a un capricho del adulto. Dejemos de coger bebés ajenos.

Reivindiquemos nuestra intimidad en un momento como este. Lo importante es el bebé, la mamá, la lactancia y el papá o la otra mamá. Nada más. Conocer al pequeño es algo que se puede hacer más adelante. Y si me estás leyendo y aún eres madre, o no vas a serlo, que sepas que si alguien de tu entorno da a luz lo que más va a necesitar las primeras semanas van a ser táperes de comida, que le pongas una lavadora, que escuches su relato de parto o que le pasees al perro. No le pidas si puedes coger al bebé.

La díada mamá-bebé

Bebé necesita a mamá y mamá necesita a bebé. Durante los primeros meses de vida, la criatura no se percibe como un ser individual, sino como un apéndice de su mamá. El cuerpo materno es su hábitat y su identidad. Esto que sucede se llama fusión emocional: mamá y bebé están fusionados y comparten la misma esfera emocional.

Laura Gutman se refiere al bebé durante los primeros meses como *bebémamá*, y en su libro *La maternidad y el encuentro con la propia sombra* dice esto sobre la fusión de madre y bebé: «El bebé siente como propio todo lo que sentimos las mamás, sobre todo lo que no podemos reconocer, lo que no reside en nuestra consciencia, lo que hemos relegado a la sombra».

Podemos entender entonces que el bebé no percibe lo que piensa la mamá, sino que percibe lo que *siente* la mamá. Por eso el cuidado de la madre se vuelve imperativo. Porque la criatura solo necesita el cuerpo materno, el pecho, los brazos, el calor, el amor, el cuidado, la nutrición, la paz y la estabilidad de esa mamá. Entonces debemos poner todos nuestros esfuerzos y recursos en cómo está esa mamá. Al nacer, los bebés tienen el cerebro inundado de neuronas espejo. Estas neuronas les hacen replicar exactamente los rostros que ven y también las emociones que detectan en la persona que tienen enfrente. Si tienen una madre estresada, triste, nerviosa o feliz, ellos replicarán esas emociones y las expresarán tal cual.

La dificultad con la que nos encontramos es la exigencia externa del ritmo y el volver a «ser la de antes». Cuando estamos puérperas, el ritmo cambia para nosotras. Estamos sintonizadas en la misma frecuencia que nuestro bebé, y eso nos permite hablar su mismo idioma, entenderlo, poder cubrir sus necesidades, pero también provoca que no encajemos en el mundo exterior y que no estemos en la misma frecuencia ni hablemos el mismo idioma que afuera.

El mundo avanza rápido, todo es para ya, la tecnología, las redes sociales, el trabajo... Vivimos en un sistema que funciona gracias a un ritmo frenético, pero el puerperio requiere otro ritmo. Seguimos gestando durante nueve meses y seguimos necesitando hasta dos años para atravesar un puerperio. Estos eventos vitales no pueden acelerar su ritmo. Es nuestra labor poder frenar el ritmo externo y entregarnos a las aguas del puerperio.

Lloramos y reímos todo el día, estamos cansadas y sentimos placer profundo, habitamos un nuevo planeta y un nuevo estado líquido. Lágrimas, leche, regurgitaciones, cacas, sudor. El puerperio es líquido y para habitarlo con plenitud hay que atreverse a navegar esas aguas.

No se puede maternar sola

No podemos maternar solas, no estamos pensadas ni diseñadas para ello. No es bueno para el bebé, pero sobre todo no es bueno para ti. Porque lo que sucede a nivel emocional, físico y psíquico durante el puerperio es tan profundo e intenso que no es saludable vivirlo sola. Durante el posparto es importante que compartas experiencias con otras madres, que puedas encontrar un lugar donde hacer las preguntas que necesites, donde puedas hablar de todo lo que sientes y piensas, y puedas ir encontrando cuál es tu relato y qué es lo que necesitas. Y eso no nos lo puede dar nuestra pareja. Quiero pensar que tenéis parejas funcionales, entregadas y respetuosas que os acompañan, os escuchan y os sostienen, pero eso sirve para cubrir algunas cosas, no todas.

Es esencial hablar con otras madres, porque es esencial darnos cuenta de que no estamos solas en nada. De que no somos las únicas en nada. Hay muchos aspectos de la maternidad y el posparto que no nos atrevemos a nombrar con facilidad en entornos familiares y, sin embargo, en espacios de maternidad, aunque no conozcamos en profundidad a esas mujeres, sí que se genera esa seguridad para verbalizar algunas cosas, como hablar de rechazo al dar el pecho, de pérdidas de orina o, simplemente, quejarse de las pocas horas de sueño o de cómo anhelas tu vida de antes. Son ejemplos de situaciones del día a día que a veces no se comparten en círculos familiares porque dan pie a juicios o a la típica frase de «bueno, tú has elegido esto»; en cambio, en los círculos de madres estos temas salen a la luz con una facilidad asombrosa.

Laura Gutman habla así de los grupos de crianza: «Cuando las madres encontramos lugares donde lo que nos pasa no solo es compartido sino que además es aconsejable, el puerperio deja de ser un monstruo temido y puede convertirse en una mágica travesía».

Estoy en completa sintonía con las palabras de Gutman: al compartirlo, el monstruo se desvanece y el camino, si se recorre de la mano de otras mujeres, se vuelve mágico, liviano y hasta placentero.

El rol de la doula

Quizá te haya acompañado una doula en tu embarazo, parto o posparto, o conoces a alguna amiga que haya contratado una. Quizá has oído hablar de las doulas, aunque lo más probable es que no conozcas su función con demasiada profundidad. En algunos países, especialmente en aquellos en los que el embarazo y el parto son procesos excesivamente medicalizados, esta figura aparece con fuerza para ocupar este hueco vacío del cuidado de la experiencia materna.

La palabra *doula* se rescató del griego. En la antigua Grecia, la doula (que se pronuncia en muchos países como «dula») era la criada encargada de acompañar a la mujer en el proceso de parto y puerperio.

En la actualidad, la doula acompaña los procesos de maternidad desde el embarazo hasta la crianza, pasando por la infertilidad y el duelo gestacional. Es una figura muy desconocida en España. Por eso, a veces, es necesario definir el rol de la doula por lo que no es, en lugar de por lo que sí es.

Una doula no es una profesional sanitaria, no interviene en las decisiones ni en los controles que tienen que ver con la salud de la mamá o el bebé. Por lo tanto, no hace tactos, no hace pruebas, no resuelve dudas sanitarias y no propone tratamientos. Aun así, las doulas están formadas en detección de patologías y en señales de alarma, tanto pediátricas y de lactancia como en salud mental perinatal, para poder derivar con rapidez si fuera necesario, ya que son las profesionales que están más cerca de la mujer en su día a día.

La doula tampoco es una psicóloga, su función no es hacer terapia o sanar heridas de la mujer, aunque está formada en la detección precoz de la depresión posparto o psicosis puerperal para poder derivar de forma rápida y eficaz.

Aquí lo importante es lo que *sí* es una doula. Una doula es una acompañante. Acompañar es una función muy compleja y desconocida. Porque acompañar es sencillamente estar, escuchar, hacer las preguntas adecuadas, ofrecer información, sostén, y facilitar un espacio para el diálogo. La doula no asesora sobre las decisiones que tiene que tomar cada mujer, sino que ofrece un espacio seguro para que esta pueda escucharse a sí misma y tomar las decisiones que sienta necesarias.

Durante el embarazo, esa es su máxima función: ofrecer ese espacio de diálogo y pensamiento para acompañar a la mujer en todas sus decisiones y en todo lo que se le está removiendo a nivel emocional. La doula puede ofrecer información en las dudas que la mujer tenga, así como acompañar también a la pareja en todo ese camino desconocido. Durante el parto, su función es proteger a la mujer de los estímulos del entorno que puedan sacarla del proceso de parto y tener presente toda la logística necesaria. La doula puede ofrecer calma, confianza y seguridad, ya que es una persona conocida para la mujer y es muy probable que le genere intimidad. En el posparto, puede sostener y acompañar toda la emocionalidad que aparece y ayudar en la logística familiar y del hogar. También tiene un rol importante en la lactancia, ya que, sin ser asesora de lactancia (a no ser que también esté formada en lactancia, como a menudo sucede), es una profesional que conoce todo lo necesario para el establecimiento de la lactancia y las señales de alarma que nos llevarían a derivar a una asesora o una profesional IBCLC.

El padre en el posparto

Si nosotras no tenemos referentes, si llegamos a la maternidad a ciegas sin conocer verdaderamente lo que nos espera, ellos casi que peor. Ellos no solo no tienen buenos referentes, sino que directamente el referente que tienen es el del padre ausente. Porque el padre nunca está, ya que la crianza es de las madres. Con esto han crecido generaciones y generaciones. Aun ahora, en muchos entornos esta creencia sigue vigente.

Por eso los hombres de hoy en día intentan hacer de padre y los pobres van a tientas; todo es nuevo para ellos e integrar la vivencia suele volvérseles complicado.

Pero ellos también viven un cambio profundo: dejan de ser solo hombres para ser también padres, y eso cambia, o debería cambiar, todas las prioridades, por lo menos los primeros meses de vida del bebé. Lo que suele suceder es que no acaban de encontrar cuál es su lugar en el sistema familiar porque se encuentran con una mujer que solo tiene ojos y brazos para el bebé, y ellos se quedan dando tumbos, como pollo sin cabeza, sin saber muy bien qué es lo tienen que hacer.

Ser padre implica informarse y formarse, no podemos dejarlo todo al azar. Porque ser padre implica ocupar una posición muy compleja a la vez que importantísima, que es la de cuidar de la madre. Muchos no lo esperan, muchos creen que podrán cuidar del bebé, pero no es eso lo que necesitamos de ellos en el posparto inmediato. El rol del padre durante el puerperio es el de sostener a la madre a nivel emocional y logístico. Porque el hábitat del bebé es el cuerpo de la madre y el pequeño siempre la va a preferir a ella. Y mientras tanto el padre debe ocuparse de que la madre coma, descanse, esté cómoda y pueda compartir cómo se siente, cómo está y qué necesita. Para poder hacer eso, el papá también necesita una red que lo sostenga a él. Todo el sistema familiar necesita ser sostenido por el entorno.

No es fácil ser padre. Porque implica un trabajo profundo de revisión de los privilegios e implica lidiar con un rol que, aunque es vital, es muy invisible. Y la masculinidad y la invisibilidad nunca han sido grandes amigas. Así que nos encontramos, inevitablemente, con algunos padres que pretenden que se les den medallas a cada paso que dan. Medalla por portear, medalla por bañar, medalla por acunar. Y nos encontramos, también, con una sociedad que llama padrazos a los padres por cualquier cosa, a veces, incluso, por ser simplemente adultos funcionales.

Debemos entender que ser padre es un nuevo rol que el hombre debe integrar, y para ello necesita hacer muchos cambios en su vida, mucho trabajo personal y mucha escucha activa hacia él y hacia la mujer con la que comparte el camino. Debemos entender que los hombres no *ayudan*, debemos borrar ese verbo. Los hombres son parte de esta ecuación, tienen sus responsabilidades que cumplir y no están para ayudarnos, porque el hecho de cuidarnos es simple y llanamente el rol que deben ocupar.

2

TU NUEVA VIDA

El tarro de pelotas

Esto que os voy a contar ahora lo aprendí de Mireia Bosch, una psicóloga perinatal que me flipa, de quien aprendo constantemente y a la que quiero mucho. Puso este ejemplo que voy a compartir en un taller al que asistí que se llamaba «Preparación al parto emocional». Hablábamos de la nueva vida, de esta transformación que vivimos como mujeres, de la nueva identidad y de cómo intentamos encajar a nuestro bebé en la vida que antes teníamos, sin pensar que quizá el proceso no pasa por intentar meter al bebé en la vida de antes, sino que consiste en replantearlo y reordenarlo todo.

Mireia ponía el ejemplo de un tarro de cristal lleno de pelotas. Cada pelota es una faceta de nuestra vida: la pareja, el trabajo, las amistades, el ocio, la familia, los viajes, etc. Y, a menudo, cuando nace un bebé, que Mireia dibujaba como una pelota enorme, pretendemos meter esa pelota dentro de un tarro lleno. ¿Qué pasa? Pues que, evidentemente, no cabe. ¿Qué nos toca hacer entonces? Vaciar el tarro de todas las pelotas que lo ocupaban, meter al bebé, que los primeros días y semanas va a ocupar el tarro entero, y, a medida que la pelota-bebé vaya disminuyendo de tamaño, podremos ir viendo qué otras pelotas y de qué nuevos tamaños podremos ir introduciendo en nuestro tarro-vida.

Es un ejemplo muy claro. Porque ser madre no implica renuncia, implica tiempo, paciencia, mirada y escucha. Cada cosa tiene su momento, y sí, claro, al inicio tu bebé lo ocupa todo, es lo que tiene que suceder. Pero poco a poco y con mucha escucha interna, podrás ir encontrando espacios y momentos para ir volviendo a vivir ciertas cosas que has tenido que poner en pausa. Recordando siempre que poner en pausa no es perder, es poner en pausa. Es cambiar el orden de prioridades y entender que ahora lo primero sois tú y tu bebé.

Exterogestación

Al ir evolucionando y pasar a ser una especie bípeda, la pelvis de las mujeres se estrechó. Eso provocó que nuestros bebés empezaran a nacer antes, de forma prematura. Un bebé humano es totalmente incapaz de mantenerse con vida al nacer. No puede desplazarse, no ve demasiado bien. Depende absolutamente de nosotras hasta completar su desarrollo.

La exterogestación o exogestación es el periodo que el bebé necesita para acabar su desarrollo fuera del útero, un periodo de aproximadamente unos nueve meses durante el cual necesita recrear, lo máximo posible, las condiciones que tenía dentro del útero: piel, mamá, alimento, cobijo y seguridad.

En la sociedad en la que vivimos nos encontramos con una herencia cultural que va de algún modo contra la fisiología de la crianza y de lo que necesitan realmente los bebés. Sin ir más lejos, los permisos de maternidad son de 16 semanas desde hace 32 años. ¿Cómo vamos a exterogestar si solo disponemos de 16 semanas? Pues, lógicamente, renunciando. Renunciando al trabajo si decidimos quedarnos en casa y cubrir las necesidades de nuestro bebé o renunciando a nuestra maternidad y a nuestro bebé para volver al mercado laboral.

Esto no siempre es una decisión libre, pues muchas mujeres se ven obligadas a volver al trabajo porque no tienen otra forma de mantenerse económicamente, cuando lo que ellas querrían sería seguir pegadas a su bebé, cuidándolo y alimentándolo como ambos necesitan.

La relación de pareja ha cambiado

Esto también es del todo inevitable: la relación de pareja cambia, algunas piezas se mueven y hay que llegar a nuevos acuerdos y buscar nuevas vías de diálogo y pacto. Pasar de ser dos a ser tres es un viajazo y requiere tiempo para que todo se recoloque y resulte más fácil, pero al inicio puede parecer muy caótico.

Hasta ahora toda vuestra energía, cuando estabais juntos, estaba puesta exclusivamente en la pareja, pero con la llegada del bebé eso cambia radicalmente y la energía, en especial la de la madre, se vuelca exclusivamente en el bebé. Así debe ser. Como ya hemos visto, el bebé necesita el cuerpo de su madre y la madre necesita el cuerpo de su bebé, pero integrar eso en la relación de pareja es un trabajo de consciencia y comunicación constante.

Una vez que llegas a casa con tu bebé puede ocurrir que te pases algunos días sin mirar a los ojos a tu pareja. Por extraño que te pueda parecer si me estás leyendo embarazada, te prometo que puede suceder. Y no es nada malo. Toda tu mirada, tu atención y tu cuidado estarán puestos en tu bebé, y si no prestamos atención podemos descuidar a nuestra pareja. Un ejercicio que yo siempre les propongo a las mujeres a las que acompaño es mirarse a los ojos con la pareja durante cinco minutos al día. Esto os acercará entre el caos del puerperio, podréis miraros y veros, y de esos cinco minutos podrá salir una conversación sobre cómo estáis, qué necesitáis o cómo estáis integrando todo el cambio entre los dos.

Cuidar de la pareja es un trabajo de ambos: ahora mamá está cuidando del bebé y papá/comadre está cuidando de mamá y de la logística, así que cuidar a la pareja, a lo que erais antes, se vuelve un trabajo de consciencia y mimo. Con cinco minutos al día todo puede cambiar.

Es que no eres la misma

¿Te lo han dicho alguna vez después de ser madre? ¿Tu pareja, alguna amiga o en el trabajo? Conozco a mujeres que, con mucha pena, compartían conmigo estos comentarios del entorno tras la maternidad. «Es que no eres la misma», como si pudieras deshacer toda la vivencia. Se nos hace este comentario pretendiendo que ser madre sea algo inocuo y nosotras sigamos haciendo, pensando y sintiendo como lo hacíamos antes. Pero eso es completamente imposible. Eres otra, y eso no es algo malo, solo hay que elegir dónde mirar. Si miramos «lo que ya no somos» parece que hemos perdido, que hemos fallado, que hemos renunciado, pero lo que ha sucedido es que nos hemos transformado, y ahora somos aún mejores. No soy la misma ni espero serlo. Difícilmente puedo imaginar cómo una mujer puede pasar por una experiencia como el embarazo, el parto y el puerperio y ser la misma de antes. Todas comprendemos que si una amiga se va seis meses a vivir a la India va a volver siendo otra, más profunda, más plena, distinta. La vida va de eso, de crecer y expandirnos, y la maternidad provoca eso en nosotras: nos pone contra las cuerdas, nos hace mirar aquello de nosotras que menos nos gusta y nos confronta. Nadie sale igual después de una guerra interna.

3

LAS MALAS MADRES

¿ACASO EXISTEN?

Te hago ya un *spoiler*. Las malas madres no existen. He tenido grandes discusiones sobre esto porque a menudo me replican que cómo no van a existir las malas madres si hay madres que pegan a sus hijos, madres que les gritan y amenazan sistemáticamente, incluso madres que abandonan a sus criaturas. Bien, pues lo que yo defiendo aquí es que quien está mal no es la madre: es la mujer.

Hay todo un relato y peso horrible en la madre. En el concepto *madre*. Porque la madre ama por encima de todo, se entrega, sonríe, no se queja, da y da y da. Y nunca recibe. Pero nos olvidamos de que a las madres las encarnan mujeres. Y esas mujeres que encarnamos a las madres somos personas, con nuestras infancias, nuestras vivencias, nuestras heridas y nuestros traumas. Y todas nuestras cosas buenas, por supuesto.

Pero una madre que grita, amenaza o usa la violencia no es una mala madre, es una mujer herida. Una mujer probablemente sola, cansada, sin tiempo para su ocio, sin cosas que le enciendan una llama en el estómago.

Es, quizá, una mujer sin red afectiva, con la familia lejos. O ha tenido una mala relación con su madre, o ha recibido malos tratos, o se encarga de absolutamente todo en la casa. Quizá la trataron así a ella. Habría que preguntarse si alguien sostuvo su llanto cuando era pequeña, si alguien validó sus emociones y acompañó sus (mal llamadas) rabietas.

Por eso, a mí me gusta ir un paso más allá. Porque caer en el juicio es lo más fácil. «Mira esa cómo grita, verás qué niño le sale», «Pero cómo lo agarra así del brazo, madre mía», «Mírala con el móvil, si mirase más a su hija igual se portaría mejor». Y así hasta el infinito, porque aquí todas sabemos de la vida, de la crianza, de la maternidad y de todo un poco, si nos ponemos a ello.

Pero lo que a mí me preocupa es cómo está esa madre.

No existen las malas madres, existen las mujeres heridas. Y si hay tantas mujeres heridas, tantas «madres locas» es por un sistema negligente y precario. La culpa es siempre del sistema. El sistema ya se ha encargado de que nos culpemos las unas a las otras de todo y que no prestemos atención a que las heridas vienen dadas por un entorno que no nos protege.

Con vidas precarias, solas, alejadas de redes de sostén, sin acompañamiento emocional, sin tiempo para el ocio o el descanso, con parejas no corresponsables, con tres trabajos..., y estas son cosas que nombro así, rápido..., ¿cómo vamos a ser esa madre perfecta que sonríe y hornea pasteles? ¿Cómo podríamos si estamos rotas por dentro?

La madre suficientemente buena

Donald Winnicott fue un pediatra y psicoanalista inglés que acuñó el término *madre suficientemente buena*.

Esta madre suficientemente buena, según Winnicott,

debe cubrir las necesidades básicas de su bebé: demostrarle amor, atender sus demandas, calmar su sufrimiento, pero como es una persona, a veces puede fallar. Una madre suficientemente buena es aquella que sabe detectar y satisfacer las necesidades básicas y que ofrece sostén al bebé; lo alimenta, lo viste, lo limpia, lo protege y le muestra el mundo.

Cuando Winnicott dijo esto entre los años cuarenta y sesenta causó un gran revuelo, ya que hasta entonces (y ahora todavía persiste esta idea en muchos ámbitos) se pretendía y se esperaba que las madres fueran perfectos seres de luz. Y una madre no puede ser perfecta porque es humana y hay preocupaciones que la atraviesan, a veces está cansada, irascible o necesita espacio para ella misma. Por eso es importante entender que nuestra función básica es la de sostener, proteger y mostrar el mundo, y que haciendo eso ya estamos haciendo todo lo que tenemos que hacer.

Mostrarnos humanas con nuestras criaturas es una lección de vida maravillosa. Si somos madres perfectas, de alguna forma estamos obligando a nuestras hijas a ser perfectas también, y eso sí que puede generar problemas a largo plazo. Equivocarnos, mostrar distintas emociones y fallar forma parte de quien somos, de nuestro aprendizaje como mujeres, no solo como madres, y eso nos lleva a mostrar a nuestras hijas la vulnerabilidad y la pluralidad de las emociones y las conductas.

Las mujeres de tu entorno

Pueden pasar muchas cosas con las mujeres de tu entorno y todas son importantes.

Tendrás buenas y malas experiencias, es inevitable. Convertirse en madre es una revolución para nosotras mismas, pero también para nuestros vínculos y nuestras relaciones.

Empiezo por las cosas malas o no tan buenas que pueden suceder.

Hemos hablado ya de la removida con la relación con la madre y es importante que le prestemos atención a este tema, porque, independientemente de que os llevéis bien, tu madre y tú podéis tener momentos de tensión, desacuerdo, invasión, necesidades no cubiertas. Puede que tu madre no entienda algunas de las decisiones que estás tomando y las confronte. Siempre me gusta poner un ejemplo para entender de qué hablo. Imagínate que tú quieres darle la teta a tu bebé todo el tiempo posible. La lactancia es a demanda, así que tu peque esta encima de ti todo el día. Y resulta que tu madre te dice: «Estás todo el día con el bebé encima, lo vas a malcriar» o «Dale cada tres horas y así descansas». Los comentarios pueden ser diversos aunque suelen ir en esa línea, en la de juzgar cómo y cuánto estás dando el pecho.

Esto puede suceder por falsas creencias. Lo de dar la teta cada tres horas viene de cuando introdujeron la lactancia artificial. Al ser de leche de vaca, a las criaturas les sentaba mal y había que esperar tres horas entre toma y toma, por lo que los comentarios de tu madre pueden ser por eso, por esas creencias aprendidas pero que no se sostienen en ninguna base científica ni afectiva. Aunque también pueden ser por cómo vivió ella su lactancia.

Cuando hay juicio con respecto a algún aspecto de nuestra maternidad por parte de nuestras madres, siempre es interesante poderse preguntar cómo lo vivieron ellas.

¿Pudo tu madre dar el pecho? Antes, al nacer, se llevaban a los bebés al nido, les daban agua con azúcar y estos pasaban horas separados de sus madres. Hoy sabemos que la lactancia materna se debe establecer durante las dos primeras horas después del nacimiento. Es posible, pues, que la mayoría de nuestras madres no pudieran dar el pecho porque les robaron a sus bebés durante un rato, «para que descansasen». A las que lo consiguieron, quizá algún pediatra les dijo que le dieran la teta a su bebé cada tres horas, por lo que la producción de leche bajó y al final tuvieron que dar el biberón a los dos meses. ¿A cuántas madres y abuelas las he oído decir: «Yo es que no tenía leche»? Pues eso, cuántas lactancias se cargó el sistema. Seguramente la mayoría de esas madres querían dar el pecho y no pudieron por ese o por otro motivo.

Si la historia fuera así, seguramente a tu madre la remueva muchísimo verte con tu bebé encima todo el día y con la teta fuera, porque ella no pudo, o porque ella lo sufrió o porque lo anhela.

Y eso se da con infinidad de aspectos, como el colecho, las excedencias que nos cogemos para cuidar, la relación con nuestra pareja, la línea pedagógica que elegimos...

Nuestras madres nos adoran, pero nuestra maternidad remueve la suya y es interesante que podamos acompañarlas en eso sin enfado, o con el menor enfado posible.

Con la suegra pasa algo parecido. Su maternidad se ve removida por la nuestra y, además, no tienen tanta confianza con nosotras como nuestras madres, así que su panorama es aún más complejo. Para mantener en armonía esa relación con la suegra es importante aliarse con la pareja. Nosotras no podemos poner límites a nuestra familia política. Al menos, no deberíamos. Todo va a ser mucho más fácil y fluido si es nuestra pareja quien pone límites en su casa.

Pero no todo es agitación y conflicto. La maternidad nos invita a mirar a las mujeres con otros ojos y a generar nuevos vínculos. En los grupos de crianza, en el parque, en la escuela de nuestros hijos o en esas amigas con las que antes hablábamos poco podemos encontrar una nueva red con la que compartir y cocriar, una red donde dejarnos caer de forma segura y explorar la maternidad de manera profunda.

4

SEXUALIDAD

Cuarentena

Se sigue pensando que el posparto es la cuarentena y que una vez que transcurren esos cuarenta días ya está, todo pasó. Y a mí me da la risa. Porque esto solo acaba de empezar. A nivel emocional, pensar que en cuarenta días de posparto ya está todo como antes (algo que no va a pasar nunca, por cierto) es una tontería que solo puede estar basada en la absoluta ignorancia.

Lo mismo pasa con pensar que a los cuarenta días de posparto te va a apetecer tener una relación sexual con penetración. Porque eso es lo que esperan de ti. En la consulta de los cuarenta días con la matrona te hablan de métodos anticonceptivos y te dicen que ya puedes retomar tus relaciones sexuales. Pero me atrevo a sentenciar que no te va a apetecer una penetración.

Puede que te apetezcan otras prácticas sexuales, pero, desde luego, no te va a apetecer lo que la sociedad espera que te apetezca. No vas a follar como una loca contra una pared, y no pasa nada.

De hecho, estás tan sincronizada con tu bebé que vibras en otra frecuencia, y eso requiere también un cambio de frecuencia en la sexualidad.

La cuarentena es una etapa mágica, el tiempo se para, tu bebé huele rico, eliges los planes que te apetecen, estás tumbada la mayor parte del día. Todo es según las necesidades del bebé y de la mamá.

Sexualidad y lactancia

La lactancia forma parte de la vida sexual de las mujeres y las hormonas que intervienen en ella son puramente hormonas de placer: la oxitocina y la prolactina. Es algo que está diseñado para ser placentero, además de para inspirar una profunda intimidad. ¿Hay algo más sexual e íntimo que el hecho de que te succionen el pezón?

La lactancia, como toda relación sexual, es de dos. De mamá y bebé, y solo la díada debería tomar las decisiones que tengan que ver con la lactancia, su forma y su duración. Como sociedad, estamos a años luz de entender la lactancia como la etapa importantísima que realmente es para el desarrollo del bebé, para la transformación y la sexualidad de la madre y para el vínculo de ambos. Los permisos de maternidad de nuestro país son de 16 míseras semanas; por lo tanto, ni siquiera contemplan los seis meses de lactancia materna exclusiva que recomienda la OMS.

Estamos a años luz de comprender lo que significa la lactancia para la madre, y eso puede llevarnos a algunos conflictos con nuestras parejas, especialmente si son hombres, a la hora de retomar las relaciones sexuales. Tras la creencia de que a los cuarenta días después de parir ya puedes tener relaciones sexuales se esconde un profundo desconocimiento del cuerpo de la mujer y de su sexualidad. Debido a la lactancia, es muy probable que el sexo con penetración no te apetezca (¡ojo!, hablo de que no te apetezca, si lo que sucede es que te duele debes acudir a una fisioterapeuta de suelo pélvico; más adelante hablaré de ello en profundidad), y eso es totalmente normal, lícito y válido. Con el aumento de la prolactina suele bajar la libido y además estás inundada de hormonas del placer, con tu bebé enganchado a la teta, así que puede que no te haga falta nada más.

Hablar de todo esto con la pareja es importante para entender que no estáis en crisis, ni tenéis *a priori* ningún problema, sino que estáis atravesando un momento específico de la vida que requiere unos tempos y unas formas distintas a las que compartíais hasta ahora.

Feminizar el sexo

La educación sexual de calidad y con perspectiva de género no existe, no está a nuestro alcance con facilidad. Ahora algunas cosas van cambiando y en algunas escuelas empiezan a ofrecer recursos para las adolescentes, pero cuando yo era pequeña la educación sexual era nula y un auténtico tabú. Los chicos miraban mucho porno y quedaban para hacerse pajas, lo hablaban con naturalidad y sus conversaciones ocupaban el espacio sin problema. Nosotras también mirábamos algo de porno, pero lo negábamos. Nosotras también nos masturbábamos, aunque quizá lo negábamos porque «qué guarras».

En esos escenarios hemos descubierto la sexualidad, con esa poca información, ese poco acompañamiento, con esa culpa a veces y esos referentes del porno. El resultado es una idea coitocentrista de la sexualidad. No hay relación sexual sin penetración y todo acaba cuando el chico se corre. Todo lo anterior son *preliminares*, o sea, que como su propio nombre indica no sirven para nada más que para preparar el terreno para la penetración. ¿Cómo deshacerse de todo esto? Es difícil redibujar la sexualidad, explorarla y desaprender todo lo que aprendimos de adolescentes. Pero la maternidad, y el posparto en concreto, es una oportunidad para redescubrir la sexualidad y feminizarla.

Después de parir nuestro cuerpo necesita un tiempo para recolocarse. A menudo a los cuarenta días te dicen que ya puedes mantener relaciones sexuales, pero lo más probable es que no te apetezcan y, si te apetecen, quizá no sea una penetración lo que necesites y desees. Nuestro suelo pélvico puede estar necesitando algo más de tiempo para estar preparado y tu relación con tu vulva y tu vagina también puede precisar de más tiempo. Si hay alguna cicatriz o si el parto ha sido algo traumático también necesitarás tiempo para volver a mirarte y volver a tocarte, y seguramente cuarenta días no serán suficientes. Además, el tempo con un bebé es mucho más lento y más suave, y tú necesitarás que tu sexualidad sea acompañada también de esa forma y desde ese lugar que habitas ahora.

Es una maravillosa oportunidad para redefinir el sexo y feminizarlo, dar lugar a la masturbación, a las caricias, a las miradas, a la respiración, y cuidaros desde ahí. Ya llegarán nuevas etapas, ahora toca esta.

Dolor en la penetración

El dolor en la penetración no es normal. Esto es lo más importante y lo primero que debe quedar claro. Y no debes vivirlo en silencio porque tiene solución. Muchas mujeres viven con dolor en la penetración tras el parto y no dicen nada a nadie por vergüenza o porque existe la creencia (y lo dicen además muchos ginecólogos) de que «con el tiempo se pone todo en su sitio». Y no, necesitamos que nos acompañe una profesional del suelo pélvico.

En mi primer parto tuve un desgarro muy chiquitito, dos puntos que no dieron más problema. Unas semanas posparto después, en esa misma zona, yo sentía de vez en cuando un pinchazo, una sensación eléctrica muy intensa que me obligaba a parar, no podía seguir andando. Esa sensación iba desde el lugar de la cicatriz del desgarro hasta la punta del clítoris. Era muy intenso y muy desagradable. Yo tenía veinticuatro años y pensé: «No puedo quedarme así para siempre». Os juro que era insoportable. En la visita con la matrona (afortunadamente tuve una matrona de lujo, formada en Irlanda y con muchos más recursos de los que ofrece de por sí la sanidad pública), esta me dijo que podía hacerme terapia neural, que consiste en inyectar una sustancia analgésica directamente en la cicatriz. Me lo hizo y honestamente mejoré muchísimo, pero eso no se iba del todo, así que decidí visitar a una fisioterapeuta de suelo pélvico, a una muy mala, porque cada sesión con ella era un suplicio, mucho dolor, muy poco tacto, muy poco cuidado.

Decidí compartir mi vivencia por redes sociales y mi sorpresa fue que muchísimas mujeres llevaban años con dolor en la vagina sin tratárselo. Cuando acudes con un dolor como ese, la mayoría de los ginecólogos hablan de que con el tiempo se pasa.

Y es mentira.

Hay una profesional que se llama fisioterapeuta de suelo pélvico, y cuando encuentras una buena tu problema es cuestión de días. Cuando conocí a Marta Torrón me cambió la vida. Ella me curó en una sesión, porque Marta no solo me tocó, sino que me hizo mirar y entender qué estaba sucediendo, me enseñó a mover la vagina y a tocarla yo misma. Y recuperé mi sexualidad desde el placer. Pero ¿cuántas mujeres hay ahora mismo en su casa sufriendo dolor en la vagina durante el posparto, sin poder recuperar su sexualidad de una forma placentera?

Para acercarte de manera esquemática todos los posibles motivos por los que puedes sentir dolor en la vagina, me reuní con la fisioterapeuta de suelo pélvico y fisiosexóloga Marta Torrón y a continuación os traslado toda la información que ella me dio.

A grandes rasgos, existen cinco posibles motivos por los cuales puedes sentir dolor en la vagina. Una valoración de suelo pélvico es importante porque a menudo el dolor en la vagina es multifactorial, es decir, algunos de estos cinco motivos coexisten y se retroalimentan unos a otros. En todos estos motivos la solución pasa por visitar a una fisioterapeuta de suelo pélvico.

- **Lactancia materna.** Si estamos dando el pecho, lo que va a suceder es que vamos a experimentar una bajada de estrógenos. Los estrógenos son los encargados de que las paredes de la vagina se desescamen. De igual modo que nos exfoliamos la piel de la cara, nuestra vagina también necesita hacer lo mismo. Esta descamación, esta piel muerta, es la que alimenta a unos bichos buenos que viven en nuestra vagina que se llaman *lactobacillus*. Estos *lactobacillus*, además de trabajar como barrera protectora contra infecciones, son los que se encargan de que estés húmeda. Así que si no hay estrógenos y la piel de la vagina no se descama, los *lactobacillus* no pueden comer, se mueren y nuestra vagina no puede lubricar. Por lo tanto, debemos saber que si hacemos lactancia materna, de forma fisiológica va a haber más sequedad vaginal. Pero esto es perfectamente reversible porque hay otro modo de hacer que la piel de la vagina se desescame: con un masaje vaginal.

- **Hipertono.** Tono y fuerza no es lo mismo. La fuerza es aquello que hacemos de forma voluntaria mandando una orden para hacer un gesto concreto y el tono sucede de forma involuntaria. Hipertono es cuando encontramos la vagina dura al tacto sin estar haciendo una contracción de forma voluntaria. El hipertono se da porque ya lo había de antes del embarazo, porque hay una cesárea que ha creado adherencias o, a veces, porque algunas cicatrices en la vagina también provocan este hipertono. La forma de solucionarlo es recuperar la movilidad y realizar trabajo de estiramientos y masaje.
- **Cicatrices.** Algunas cicatrices de episiotomía o desgarro generan dolor. La musculatura reacciona a esa herida y a veces provoca un hipotono (al contrario que el hipertono) que nos lleva a una insensibilidad de esa zona. Esa insensibilidad a veces se convierte en una sensibilidad variable, así que puede ser que un día no sientas nada y otros te duela o te tire. Necesitamos estabilizar la sensibilidad, y para eso necesitamos tocar y masajear esa cicatriz. Tocar la cicatriz es clave para que el tejido pueda estar elástico y no cree adherencias. Lo mismo sirve para el tratamiento de la cicatriz de la cesárea, necesitamos tocarla y moverla para que la sensibilidad se regule. A veces este ejercicio puede resultar muy difícil porque tocarnos la cicatriz puede despertar muchas emociones y muchos recuerdos. Tanto Marta como yo hemos acompañado a mujeres que verbalizaban su incapacidad de tocar su cicatriz, a veces ni siquiera podían mirarla. Por eso es importante que en este proceso nos acompañe una profesional especializada.
- **Infecciones.** Además de la bajada de estrógenos que provoca que los *lactobacillus* mueran y perdamos una barrera de protección contra infecciones, nos encontramos con que las primeras semanas de posparto nuestra vagi-

na está abierta; eso modifica el pH vaginal y se hace más fácil contraer alguna infección, como las cándidas. En este caso, además de a la fisioterapeuta de suelo pélvico, hay que acudir a la matrona para que pueda hacer un cultivo y administrar un tratamiento. Pero ¿por qué hay que ir a la fisiosexóloga en este caso? Pues porque las cándidas provocan miniheridas en la piel de la vagina, minicicatrices que hay que tratar porque pueden provocar sintomatología de cándidas (picor, escozor, dolor) sin que tengamos realmente una infección.

- **Contracturas o puntos gatillo activos.** Se dan directamente en el músculo sin necesidad de que haya una cicatriz y duelen porque cuando hay penetración están presionando.

Insisto y no me canso, es primordial una valoración del suelo pélvico con una profesional especializada. La fisioterapia de suelo pélvico no entra por la sanidad pública. Esta es otra de las negligencias que ejerce el sistema contra las mujeres, privándonos de una salud sexual y vaginal de calidad, pero es algo que puedes pedir que tu entorno te regale cuando nazca el bebé. Menos *bodies* y más sesiones de fisioterapeuta de suelo pélvico.

5

CÓCTEL EMOCIONAL

Ambivalencia

Lo hemos visto desde el inicio del libro y en todo el recorrido que estamos haciendo juntas en estas páginas: la ambivalencia es la reina de la experiencia materna, porque nada es blanco o negro sino que es todo a la vez. Durante el embarazo ya podemos ir haciéndonos una ligera idea de esa realidad, pero en el posparto nos encontramos de lleno en este mar tranquilo y agitado al mismo tiempo.

Muchas mujeres se sienten desequilibradas cuando eso sucede y muchas, incluso, sienten que hay algo mal en ellas. Y nada más lejos, la ambivalencia es la característica número uno del posparto. Nos podemos sentir plenas a primera hora de la mañana después de que nuestra criatura haya dormido plácidamente y estemos dando el pecho a gusto y felices, y al poco rato podemos caer en una profunda tristeza que nos haga llorar y desear estar en una terraza con nuestras amigas bebiendo vino. Porque ser madre es la experiencia más intensa que podemos atravesar, y siempre nos va a tener andando por encima de un hilo que separa la luz de la sombra, moviéndonos de uno a otro lado según nos sintamos.

Especialmente en las primeras semanas de posparto podemos experimentar momentos de profunda tristeza, ya que el cóctel hormonal que tenemos tras el parto y que nos lleva a un estado de euforia y felicidad va desapareciendo. El hecho de haber vivido un parto traumático, tener dificultades en la lactancia, no dormir bien, tener miedo de ser o no buena madre o pensar en cómo ha cambiado tu vida son experiencias y pensamientos que pueden llevarte a estados de tristeza transitorios. Estos momentos son normales y saludables, necesarios para ir integrando todo lo que está sucediendo y para prestar atención a las heridas que han podido quedar a nivel emocional.

Normalicemos el derecho a estar tristes, pero pensemos en si esa sensación de tristeza se queda de forma permanente durante varios días. Si persiste, si te sientes muy angustiada, desanimada o con ansiedad durante más de una semana, consulta con una psicóloga perinatal porque podríamos estar hablando de otra posibilidad: la depresión posparto.

Maternity blues

Es un estado emocional que aparece entre los tres días y las tres semanas después del parto y es algo así como una melancolía posparto. Es una reacción normal y transitoria asociada a los cambios hormonales tras el parto y al proceso de adaptación a la maternidad, con todas las dudas y emociones que eso genera.

Se caracteriza porque nos podemos ver sumidas en el llanto, la tristeza, la irritabilidad, la ansiedad o la desesperación. Debido a su origen puramente fisiológico, tiene una duración de unos diez días. Esto les sucede a un 80 por ciento de las mujeres y la forma de transitarlo con mayor rapidez y menor malestar es fomentando el vínculo con el bebé, estando sostenida por el entorno, teniendo las tareas del hogar cubiertas por otra persona y acudiendo a grupos de mamás para compartir estos primeros días.

Si esta sensación perdura en el tiempo más allá de estos diez días, deberíamos visitar a una psicóloga perinatal que pueda valorar si estamos hablando de una depresión posparto.

Depresión posparto

Según la OMS, una de cada diez madres sufre depresión posparto, aunque un estudio realizado durante la pandemia de 2020 por el Hospital de Vall d´Hebron afirmaba que el 50 por ciento de las embarazadas presentaban síntomas de ansiedad y depresión, datos que podrían llevarnos a pensar que actualmente más de un 10 por ciento lo sufre. Y no solo por la pandemia, sino porque además es algo muy estigmatizado y muchas de estas depresiones no son diagnosticadas.

Por eso es primordial que peleemos por encontrar psicólogas perinatales y unidades de salud mental perinatal en todos los hospitales del Estado no solo para tratar la depresión posparto, sino para prevenirla y acompañar a todas las madres con dificultades o necesidades.

¿Cuándo puede aparecer?

La depresión posparto puede aparecer durante todo el primer año después del parto e incluso un poco más allá. Esto es importante, porque mucha gente piensa que es algo que sucede en las primeras semanas, y no es necesariamente así. El propio sistema sanitario nos hace un test de cuatro preguntas cuando cumplimos los cuarenta días posparto y luego ya nadie se encarga de preguntar a las madres cómo están.

¿Cuáles son los síntomas?

Unos días después del nacimiento del bebé, aproximadamente dos semanas más tarde, aparece un estado conocido como *baby blues*, que puede provocar que sintamos tristeza, una sensibilidad extrema, cambios de humor y mucha incomprensión. Este estado es normal y transitorio, no debemos asustarnos por sentirnos así esos días. Nos debe llamar la atención si este estado perdura más de una semana o diez días. Si pasado ese tiempo sentimos tristeza, ansiedad, angustia, si tenemos pensamientos que conlleven hacernos daño a nosotras mismas o a nuestros bebés, si hay alteraciones en el sueño (insomnio o dormir todo el día), si sentimos rechazo por nuestro bebé y no queremos cuidar de él o atender el llanto, debemos pedir ayuda y apoyarnos en una psicóloga perinatal. Y lo mismo debemos hacer si percibimos estos síntomas en mujeres de nuestro entorno.

¿Cuáles son los motivos de que aparezca?

Se desconocen los motivos exactos de que esta patología aparezca, pero sí conocemos algunos factores que potencian las posibilidades de sufrirla. La violencia obstétrica, un parto traumático o la soledad durante el embarazo y el posparto inmediato son algunos de los más frecuentes.

El hecho de vivir el embarazo de forma respetada y acompañada emocionalmente reduce drásticamente las posibilidades de sufrir depresión posparto.

¿Qué hacer si se presentan síntomas?

Lo que debemos hacer si esta tristeza que sentimos no se va aunque pasen los días, si nos sentimos decaídas o con ansiedad, si sentimos que no podemos cuidar de nuestro bebé, debemos pedir ayuda, algo que a las mujeres en general, y a las madres en concreto, nos cuesta muchísimo. Tenemos la creencia de que pedir ayuda es haber fracasado y esta idea se suma a la culpa que nos genera no ser la madre que esperábamos y no sentirnos tan felices como nos dijeron que nos sentiríamos. Pero pedir ayuda es el acto más valiente que podemos hacer. Lo que necesitamos es compartir con nuestro entorno esta tristeza, no pasar tiempo solas y buscar a una psicóloga o psiquiatra perinatal.

¿Cómo acompañar a alguien con depresión posparto?

Lo primero que debemos saber es que una madre con depresión posparto no debería pasar tiempo sola con su bebé no solo por su tristeza en sí, sino por la posibilidad que conlleva esta patología de hacerle daño al bebé o descuidar algunos aspectos básicos. Por lo tanto, lo primero sería mostrar absoluto respeto por lo que le está sucediendo y acompañarla sin juicio y con amor profundo.

Después debemos derivarla a una psicóloga perinatal con la mayor brevedad posible, para que esta pueda hacer una valoración, un diagnóstico y dar un tratamiento adecuado.

CRIANZA

I

ACOMPAÑAR EL DESARROLLO DE LOS BEBÉS

¿Conocemos el desarrollo de los bebés?

A veces pensamos que vamos a ser madres de un bebé para siempre, pero ese bebé crece y cada día nos pone delante un nuevo reto. Y nosotras, junto con nuestras parejas, debemos afrontar ese nuevo reto diario con mucha escasez de recursos y herramientas. Primero de todo por la infancia que la mayoría hemos vivido, en la que nuestros padres no tenían apenas permiso de paternidad y nuestras madres estaban esperando constantemente una respuesta del pediatra para todo, así como también volviendo a trabajar porque se suponía (como aún se supone hoy) que una mujer independiente debe trabajar dentro y fuera de casa con una sonrisa y sin despeinarse.

Nuestra sociedad no se caracteriza especialmente por una educación y una inteligencia emocional demasiado buenas; en muchos aspectos ligados a todo ello podríamos decir que es inexistente. Y si hablamos de la relación que tienen nuestra cultura y nuestra sociedad con las criaturas, ya solo podemos llevarnos las manos a la cabeza.

Tenemos una deuda con la infancia. Hasta hace cien años se operaba a los bebés sin anestesia porque se pensaba que al tener el cerebro inmaduro no podían sentir dolor. De ahí venimos, de esa poca escucha a la infancia, a sus necesidades y a su esencia genuina.

Una de las primeras cosas que aprendí como madre fue que las adultas no tenemos ni idea del desarrollo y las necesidades de los bebés. No conocemos en absoluto las etapas evolutivas y lo que cada una de ellas conlleva. Tendemos a mirarlos pretendiendo que se comporten como adultos pequeños y a leer sus actitudes y comportamientos desde el juicio y la mirada adulta, y ahí nos perdemos. Desde esa idea, nada funciona. Porque socialmente tendemos a pensar que si un niño llora está manipulando a su madre para conseguir lo que quiere, que si un niño pide brazos no va a ser independiente, que si un niño pega es violento y problemático, y que si un niño no comparte los juguetes es un egoísta.

Y todo esto lo pensamos únicamente porque no tenemos ni puñetera idea de cómo funciona el desarrollo de las criaturas.

Pero todo tiene un sentido y una cosa sucede después de la otra, y acompañarlo con amor, mirada y respeto nos lleva a un resultado diferente que en parte puede cambiar la sociedad a la que pertenecemos ahora y diferente, también, de cómo hemos sido criadas nosotras, al igual que nuestras parejas.

Etapas del desarrollo

Serían necesarios libros enteros para entender cada etapa del desarrollo del bebé en profundidad, pero quiero compartir algunos aspectos clave a tener en cuenta y lanzarte algunos hilos de los que puedas tirar si algo te remueve, te resuena o te llama la atención.

Como hemos visto en el capítulo anterior, durante los

primeros meses de vida de nuestro bebé estamos fusionados emocionalmente, y eso quiere decir que estaremos transitando las mismas cosas, que nuestro sentir impactará en el sentir del bebé y que las señales como el llanto, el sueño o el malestar nos pueden dar pistas de que hay algo nuestro que debemos observar y revisar. Pero eso no solo sucede durante la exterogestación (los nueve meses tras el nacimiento), sino que se alarga tranquilamente hasta los dos o tres años.

La primera infancia, de los 0 a los 3 años, es muy intensa. No digo que después la intensidad cese, pero la característica de la primera infancia es que las familias no estamos preparadas para acompañar todo lo que acontece y no tenemos las herramientas emocionales para sostener y entender al cien por cien a nuestro peque.

En un mundo y en una sociedad tan adultocéntrica no es ninguna sorpresa que no conozcamos el desarrollo de las criaturas y que, en lugar de mirar las necesidades básicas que tienen, tengamos socialmente discursos como que los bebés manipulan, que si los tenemos en brazos los malcriamos y que deben aprender cuanto antes a ser independientes.

Las criaturas nos necesitan, somos sus cuidadores principales, sus referentes y es importante estar presentes en cada una de las etapas para atender y acompañar todo lo que les sucede, así como ponerle palabras a cada situación y emoción para que, poco a poco, puedan ir integrando lo que sienten y viven.

Es un trabajo difícil, que nos remueve muy profundo, a veces incluso sin que seamos conscientes de ello. No es fácil acompañar la rabia, el enfado, el llanto o la intensidad de una criatura, y menos aún cuando las adultas estamos agotadas, trabajamos fuera de casa, nos encargamos de las tareas del hogar, pretendemos tener vida social y además criar con placer y sentido. Es imposible para cualquiera. Es, una vez más, una muestra de que la sociedad en la que vivimos va totalmente en contra de la fisiología de la crianza.

Algunas herramientas que te pueden ayudar a acompañar a tu hija o hijo es entender que todo lo que le sucede es puro, genuino y válido, que no te manipula sino que está viviendo nuevos estados y emociones, y que tú lo único que debes hacer es acompañarlas, no guiarlas ni modificarlas. Qué fácil suena, ¿no? Como adulta te vas a sentir interpelada, por tu infancia, por la situación precisa en la que sucede el conflicto o la rabieta, por tu propio estado de ánimo. Dependiendo también de si hay gente mirando o si tienes prisa, la situación va a ser distinta y tú vas a ser más o menos capaz de comprender lo que sucede. A menudo perderás los nervios, aunque eso en ningún caso te convierte en una mala madre, tenlo claro. Además, puede servirte de mucho compartir todo tu proceso con algún grupo de crianza o con una psicóloga perinatal.

Hoy mismo, el día que estoy escribiendo este capítulo, he acompañado a un grupo de crianza de doce mujeres. Las doce, sin excepción, han verbalizado que sus bebés (todos entre tres meses y dos años) eran *muy demandantes*. Cuando han terminado de hablar he compartido con ellas una reflexión: «¿Os dais cuenta de que todas habéis dicho que vuestros bebés son demandantes? ¿Son realmente demandantes o somos las adultas las que esperamos que sean independientes y se comporten como mini adultos, y no sabemos hacernos cargo de esta necesidad, mal llamándola demanda?».

Nos cuesta deshacernos de esta idea de que los bebés deben «portarse bien», y compartir en un grupo de crianza o con especialistas nos puede dar una nueva perspectiva de que no somos las únicas pasando por esto y de que todo o casi todo lo que nos pasa, a nosotras y a nuestras criaturas, es más que normal.

Hay muchas autoras que pueden arrojar luz a todo lo que se remueve durante la crianza: Laura Gutman, Rebeca Wild, Elisa Molina o Míriam Tirado son mujeres que han profundizado muchísimo en sus libros sobre el desarrollo de los bebés y aquello que nos sucede a las madres cuando queremos acompañarlos.

Todas las etapas son intensas y todas las etapas pasan, aunque no lo parezca. Si hay algo que te preocupa, si sientes alguna incapacidad para gestionar algún asunto, no te quedes quieta, busca un grupo, una asesora de crianza, un libro, un espacio, una psicóloga, lo que sea. Porque todo lo que te atraviesa es válido y tiene un sentido y un impacto en tu día a día: valídalo y busca herramientas.

No le soporto

Viendo esto que acabo de compartir, queda claro que podemos llegar a un estado de incomprensión, cansancio y desesperación que nos lleve a verbalizar, o a sentir incluso, que no soportamos a nuestras criaturas. Y tiene todo el sentido del mundo sentirnos así, muchas veces.

Vives en una nube de posparto con un bebé que huele de maravilla, que sonríe, que hace ruiditos. Duermes poco, pero ese ser que va descubriendo el mundo te hace sentir estupendamente, además del cóctel hormonal que te mantiene en una nube de amor y placer. Sin embargo, llega un día en el que ese bebé dice *no*, o se te escapa en mitad de la calle, te deja en evidencia o tiene alguna actitud que te saca de tus casillas. De repente dices: «Ven aquí», y no viene. Y se tira al suelo y grita. De repente, llora y exige. No entiende lo que quiere y tira cosas o incluso muerde. De repente ya no es un bebé. Y entonces piensas: «No le soporto». Y te mueres de miedo porque cómo no vas a soportar a tu hija, a tu hijo.

¿Qué ha pasado?

Pues pasa que las criaturas vienen a darnos lecciones. A enseñarnos, a hacernos ver quiénes somos y cómo somos. La crianza es un espejo, y o te miras de frente o vas a sufrir lo que no está escrito.

Es importante que cuando sintamos este límite en nosotras podamos parar y ver qué nos está mostrando esta actitud de nuestro hijo o hija. Puede que nos esté poniendo nerviosas porque tenemos prisa y vamos a llegar tarde, porque venimos cansadas del trabajo o porque llevamos dos años sin dormir de un tirón. Puede que algo te preocupe, que hayas tenido un conflicto con alguien a quien quieres o que la rabieta haya interrumpido una actividad que te estaba resultando placentera. Puede ser también que estés rodeada de gente, en el parque o con tu madre o tu suegra, y alguien haga algún comentario que te incomode. Puede que lo que tu hijo te está diciendo despierte y altere a la niña que fuiste por un sinfín de motivos.

Una mujer cría según como es, como vive y como siente. Criar no puede ser académico, porque lo hacemos con nuestro cuerpo y nuestro corazón. Estamos en juego todo el tiempo.

Criar es un cara a cara con nosotras mismas, así que seamos cómplices de nuestros límites.

No puedo acompañar lo que quiero que termine

Acompañar las emociones de nuestras hijas, de nuestros hijos, no es tarea fácil. Siempre va a depender de nuestro estado de ánimo y de nuestra capacidad de gestión en ese momento. Y acompañar es algo concreto y específico. Es estar, sin intervenir. Es dejar que suceda y sostener. Y eso no se puede hacer si lo que realmente quiero es que ese grito, llanto o comportamiento cesen.

Si quiero que termine, no lo estoy acompañando.

Asumo que no es fácil. Acompañar, digo. Yo no siempre sé hacerlo. Pero cuando llega mi frustración por no poder gestionar según qué situación, me alivia pensar en esto.

No es que no pueda sostener o acompañar lo que está sucediendo en ese momento. Es que no quiero hacerlo. Quiero que termine ahora mismo, por la razón que sea. Y estoy en todo mi derecho de sentirme así y de validarlo, igual que valido las emociones de mis criaturas, pero sí es interesante podernos dar cuenta de esto en las situaciones en las que nos encontremos e incluso poder verbalizarlo: «Esto ahora no me viene bien».

Entender que no tenemos que guiar ni modificar el sentir de nuestras criaturas puede aportarnos también mucha calma en la gestión y nos puede ayudar a rebajar las expectativas: no tienes por qué hacer tantas cosas como piensas. Nuestro rol consiste en poner palabras a lo que sucede, poner los límites que creamos o sintamos necesarios y sostener todo lo que aparezca, tanto en nuestro peque como en nosotras.

Deberíamos hacer un esfuerzo para desprendernos del «pórtate bien», que, además, no significa nada en concreto, y poder abrazar, con el tiempo que requiera, las emociones y los conflictos que experimentan y transitan nuestros hijos e hijas.

Alíate con tu bebé

No estás sola en esto. Si has sido madre junto con tu pareja, entonces es cosa de dos, pero incluso en el caso de que seas monomarental sigues sin estar sola. Porque está tu bebé. Nuestros hijos e hijas también están ahí, escuchan, hablan y también sostienen, a su manera. Aliarse con ellos es una grandísima herramienta. Entender que no es una lucha nuestra, individual, para conseguir que se *comporte* como queremos, para *educarle*, sino que la crianza se basa en la convivencia. En aprender, juntos, a vivir bajo el mismo techo, a compartir las rutinas y a andar nuestro camino.

Mirarlos, hablarles, tenerlos en cuenta puede marcar la diferencia. Explicarles cómo nos sentimos, compartir lo que necesitamos. Poner nombre a nuestras emociones también les ayuda a ellos, aunque todavía no sepan verbalizarlo.

¿Cuál es mi función?

Me he hecho tantas veces esta pregunta... ¿Cuál es mi rol? ¿Qué tengo que hacer como madre? ¿Cuáles son mis competencias? Educar, sostener, proteger, cuidar, cubrir las necesidades básicas. Hasta ahí estaba cómoda. Pero un día llegué a una conclusión que ahora celebro pero que en su momento me ahogó. Y esa conclusión fue que mi función era acompañar. Acompañar. Y eso quería decir que mis hijos no me pertenecen. Nuestras criaturas no son nuestras, no nos pertenecen. Son seres individuales, con sus propias circunstancias y vivencias, con su propia historia de vida, y nuestra función es admirar cómo andan el camino.

Es poético, es precioso, pero significa que yo no puedo moldear a mi antojo, que yo no puedo decidir qué va a hacer o sentir y, sobre todo, que no le puedo proteger casi de nada.

Que no debo ser una burbuja que le rodee, sino un puerto seguro al que volver. No puedo evitar que se caiga, que le hagan daño, que le rechacen o que sienta miedo, solo puedo esperar sentada en el suelo, con las piernas cruzadas y los brazos disponibles, para ser hogar cuando todo eso pase.

Acompañar es un acto de generosidad brutal, soltar a la persona que más vamos a amar en la vida y decirle: «Vuela». No intervenir y admirar ese vuelo. Con la cardiopatía activada y el miedo a que algo le suceda, pero sin que lo sepa. «Qué miedo tengo de que te hagas daño, pero qué bien que vuelas.»

Entender que nuestros hijos no nos pertenecen me parece el ejercicio más difícil que conlleva la maternidad.

2

¿Y A MÍ QUÉ ME PASA?

El encuentro con la propia sombra

Así se titula el libro de Laura Gutman que me cambió la vida. Leerlo me ha llevado a un autoconocimiento sin fin. Ya habéis podido comprobar que la cito mucho, no solo en el libro, sino en redes, en mis acompañamientos y en la vida en general. Porque es muy clara, muy inteligente, muy honesta, y eso a mí me gusta mucho. No infantiliza a las madres, al contrario: nos reconoce responsables y capaces de hacernos cargo de nuestra propia sombra.

Mirar nuestra propia sombra asusta. Poco a poco me voy acostumbrando, pero aún no sé hacerlo sin llorar mucho cada vez que me doy cuenta de algo nuevo.

Durante un tiempo, no especialmente largo aunque sí significativo, estuve desconectada de mi cuerpo. Estaba mental, pensante, creativa pero desde el intelecto, trabajando, escribiendo, pensando, pensando y pensando, palabras, palabras y palabras. Y mi hijo empezó a patalear, a tener grandes rabietas, más que nunca. Me costó algunos días y algunos pensamientos oscuros darme cuenta de que quien estaba pataleando era yo. Que mi hijo solo estaba mostrando mi sombra y me decía: «Mamá, el cuerpo, tienes que volver al cuerpo, ¿no lo entiendes?».

Él, que siempre había sido muy verbal y comunicativo, empezó a comunicarse con el cuerpo, justo lo que yo necesitaba.

Mi primer impulso fue acompañarle con palabras, le describía la situación, le decía que yo estaba ahí. Pero él no quería que yo le dijera que estaba ahí, él quería que yo *estuviera* ahí. Cuantas más palabras ponía, más se enfadaba y más se tiraba al suelo. Así que me fui al suelo yo también. Entendí que no quería palabras, que quería cuerpo, porque eso era justo lo que yo estaba necesitando. Cuerpo, bajar al cuerpo, acallar la mente, dejar de nombrar todo y volver al plano físico.

Es muy doloroso darte cuenta de que tu hijo está gritando lo que tú no gritas, pataleando lo que tú no pataleas, llorando lo que tú no lloras, y sin embargo es muy importante que lo hagamos, sin culpa pero con responsabilidad. Podemos darle espacio a la culpa un ratito, un par de días si queréis, aunque luego hay que arremangarse y escuchar. Durante los dos primeros años de la vida de nuestras criaturas, la fusión emocional es tan fuerte que, si nos atrevemos a mirarla como a un espejo, el regalo de autoconocimiento que nos va a dar vamos a recordarlo toda la vida.

La sombra da miedo no porque sea mala, sino porque nos han dicho que está mal tenerla. Todas tenemos sombra, todas tenemos heridas de la infancia y la adolescencia, todas tenemos carencias y dolores ocultos. Pero si miramos la sombra, si la iluminamos, tenemos la oportunidad de dejar de tener miedo de nosotras mismas y empezar a mirarnos con compasión. Mirar a esa niña que fuimos y maternarla.

La culpa

La culpa es un invento patriarcal y religioso para cortar las alas y controlar a la gente en general y a las mujeres en particular. Y las madres sabemos mucho de culpa. Porque todo es nuestra culpa. Si estamos muy presentes, culpables por protectoras. Si salimos de vez en cuando con las amigas, culpables por no atender a nuestros hijos. Si gritamos, culpables por malas madres. Si gozamos de nuestra sexualidad, culpables porque las madres son angelicales y no follan.

Detrás de cada decisión que tomamos como mujeres y madres, con facilidad aparece la culpa.

Pero la culpa frena, duele, pesa y nos coloca en un lugar pasivo en la ecuación.

¿Y qué pasaría si cambiáramos el lenguaje? Si cambiáramos la palabra *culpa* por la palabra *responsabilidad*, automáticamente nos colocaríamos en una posición activa del conflicto. Si me hago responsable, puedo hacerme cargo y modificar, reparar, elegir.

Te pongo un ejemplo. Después de unos meses de exclusividad con tu bebé, vuelves al trabajo. Eso implica una novedad para tu bebé y esa novedad es tu ausencia durante unas horas que antes sí le dedicabas. Tú le cuentas que vas a trabajar, que estará bien, que luego vuelves. Ok. Pero tu bebé te echa de menos y no habla, así que no sabe cómo decirte que te ha echado de menos. Entonces tú, al volver del trabajo, te metes en la cama y esa noche no suelta el pecho ni un instante. Te separas y llora. Se le escapa el pezón y llora. Y solo quiere mamá, mamá, mamá. Toda la noche. Y tú no duermes, agotada.

Aquí tienes dos opciones.

Puedes caer en la posición pasiva de la culpa y lamentarte: «Claro, es que como soy tan mala madre y estoy yendo a trabajar muchas horas, la estoy traumatizando y le estoy alterando el sueño. Antes dormía, ahora se ha enganchado otra vez a la teta, superdependiente. Y yo no duermo nada. Y todo por mi egoísmo de querer trabajar otra vez, cuando debería renunciar y estar presente con mi hija, porque, claro, mírala, angustiada y demandante».

Pero también puedes elegir la posición activa de la responsabilidad y hacerte cargo. Puedes mirar a tu bebé, cómo intenta decirte que te ha echado de menos, y puedes decirle: «Veo que me has echado de menos, que necesitas mucho el pecho de mamá. Yo también te he echado de menos. Ya estoy aquí y mamá no se va. Me gusta mi trabajo, por eso me voy algunas horas, pero yo siempre te avisaré cuando me vaya. Quiero que sepas que cuando vuelvo y me tumbo contigo ya no me voy a ir. Te abrazo y veo cuánto me has echado de menos. Y me gusta tanto estar contigo...».

Esto es un ejemplo, pero vale en cualquier circunstancia. Es verdad que nosotras influimos directamente sobre el desarrollo de nuestras criaturas, pero no las traumatizamos por tomar decisiones en las que creemos o por fallar de vez en cuando. Podemos hablar con ellas, explicarles cómo nos sentimos y nombrar cómo puede que se estén sintiendo ellas. Decirles cuándo entramos o salimos, por qué tomamos una decisión u otra.

Desquiciada

> Sé que a veces te ahogas. Y que hay días en los que te preguntas por qué narices querías ser madre. Sé que cuando tu hija o tu hijo grita y se tira por el suelo en medio de la calle a veces sientes vergüenza. A veces necesitas acallarle.

Sé que hubo un día que agarraste su brazo demasiado fuerte y también sé que has gritado «basta» más veces de las que habías jurado hacerlo. Conozco el fuego que a veces te agarra la boca del estómago, conozco el grito ahogado del «no puedo más». Sé que a veces tienes que coger aire y que te llevas las manos a la cara, agotada. Sé que te pasas en el baño encerrada unos minutos extra después de hacer caca. Y cuando abres el agua de la ducha y empieza a caer, cierras los ojos y suspiras. Lo sé, lo conozco. Pero está bien. Aceptar nuestras limitaciones y validar nuestras emociones es importante. Así que acéptate desquiciada cuando lo estés. Pide el espacio que necesites, incluso con tus criaturas. Expresa lo que necesites, eso lo facilitará todo. Y lo más importante, piensa que cada segundo que pasa hay una mujer atravesando ese mismo desquiciamiento.

Escribí esto en Instagram una tarde en que casi me tumbo en el suelo del parque a escarbar el suelo hasta llegar a Kuala Lumpur. Hay días que no se puede, sencillamente. Y he escuchado muchas veces eso de «estoy desquiciada», y lo he escuchado siempre dicho con mucha culpa. Tenemos una mala idea de lo que es ser madre. Parece que hay un imaginario común de mujer dulce y guapa que hornea pasteles, que pide por favor las cosas y a la que le hacen caso a la primera. Quien dibujó esa idea no había visto a una criatura jamás. Acompañar a nuestras hijas e hijos no es fácil y, sobre todo, no es algo tranquilo.

También me he encontrado mucho con esta frase:

No consigo estar tranquila.

Pero ¿y por qué ibas a tener que estar tranquila? Poner un límite y que no te hagan caso no genera tranquilidad, y debemos permitirnos ver cuáles son nuestros límites.

Hoy llego hasta aquí.

Me parece muy (pero que muy) saludable ser compasivas con nosotras mismas y ver hasta dónde llegamos hoy, cuándo necesitamos pedir una tregua y cuándo necesitamos quejarnos. Debemos poder expresar nuestras emociones sin culpa. Validando (como veremos más adelante) lo que nos pasa, para poder también validar lo que les pasa a nuestras hijas e hijos.

Criar no es tranquilo, y no por eso es horrible. El desarrollo de nuestros hijos e hijas es electrizante, a cada paso, a cada estímulo. A veces miro a los bebés jugando, descubriendo, metiéndose un palo en la boca o intentando subir una escalera y no puedo evitar pensar en ese cerebro. En ese cerebro trabajando con una intensidad que nunca más tendrá. Me imagino electricidad, conexiones nuevas, su cabecita ordenando todo lo que está sintiendo por primera vez, todo lo que está viendo y entendiendo. Un cerebro en ebullición, con un ritmo frenético, un engranaje perfecto que crece, cada día, a cada instante. Crecer no es tranquilo: es fuego, explosión, expansión, creación, un constante *big bang*. ¿Cómo va a ser tranquilo acompañar un constante *big bang*?

Puedes reparar

Esta es la idea principal con la que nos tenemos que quedar: podemos reparar. Y eso significa que sí, que todas cometemos errores. Todas perdemos los nervios, todas pegamos gritos e incluso todas hemos cogido a nuestro hijo o hija del brazo con demasiada fuerza. Todas, sin excepción, cometemos errores. La clave está en poder hablarlo con nuestras criaturas, compartir cómo nos hemos sentido y pedir disculpas.

En lugar de quedarnos instaladas en la culpa, en la idea de «lo he traumatizado», podemos colocarnos en un lugar responsable y decir lo siento, explicando cómo nos hemos sentido y mostrando nuestra falta de herramientas en ese momento. Una vez más, surge la idea de aliarnos con nuestras criaturas, de hacer equipo.

Esto, lejos de hacernos perder «autoridad» —muchas mujeres me dicen esto cuando les hablo sobre reparación—, nos conecta con nuestras criaturas y nos ayuda a mostrarles una forma de gestión valiosísima. El valor de darse cuenta de que has dañado a alguien y de que se puede pedir perdón. Explicarte y reparar no se aprende en el parque, cuando tu peque le pega a otro y tú le exiges «pídele perdón», sino que se aprende en el día a día y en el vínculo con la madre y los cuidadores principales, desde el diálogo y el cuidado.

Validación

Esto de validar las emociones de nuestras criaturas lo hemos entendido muy rápido y muy eficazmente. Por poco que leas sobre crianza respetuosa o pedagogía viva, es lo primero que aparece. La validación. Validamos sus emociones. Cuando se enfada, nos agachamos al nivel de sus ojos y le decimos «entiendo que estés enfadada, tienes todo el derecho del mundo a estarlo, estoy aquí a tu lado si quieres que te abrace».

¿Y por qué no hacemos eso con nosotras?

El trabajo empieza en nosotras. Tratándonos bien a

nosotras, teniéndonos en cuenta a nosotras, siendo conscientes de nuestras emociones y validándolas. Esa es la única manera en la que podremos enseñar a nuestros hijos a hacer lo mismo con ellos mismos. Las criaturas no aprenden de lo que les decimos, aprenden de lo que ven. Si mamá dice «tienes todo el derecho a estar enfadada» pero ella misma no se da ese derecho, menuda contradicción le estamos mostrando.

Sé que es difícil integrar esto en una sociedad tan machista, donde las mujeres hemos aprendido a dar sin recibir, pero nosotras debemos estar arriba de todo de la lista de prioridades. Cuidarnos para poder cuidar. Acompañarnos para poder acompañar y validarnos para poder validar.

Estoy cansada

> Llevo más de tres años sin dormir una noche del tirón y estoy cansada. Llevo más de tres años dando el pecho y estoy cansada. Me duele la espalda. A veces también me duele la cabeza. Tengo las cervicales cargadas y a veces me mareo. A veces tengo ansiedad. A veces soy hipocondriaca. Estoy cansada. Me faltan horas de sueño. ¿Qué digo horas? Semanas. Me faltan semanas de sueño. No me estoy quejando, aquello que me hace estar cansada me hace profundamente feliz. Pero necesito nombrar que estoy cansada y que eso me condiciona. Me condiciona la vida, las emociones y la gestión en general. Y qué alivio decirlo.

Publiqué esto en Instagram hace meses y, una vez más, aluciné con las respuestas. Estábamos todas agotadas. Estar cansada es normal, poner el cuerpo para criar es terriblemente agotador, sin dormir, con el pecho disponible a todas horas... Sosteniendo llantos y reclamos constantes es natural que estemos exhaustas. Y no deberíamos pretender no estarlo. Estar cansadas es normal y deberíamos centrar nuestras energías en cuidarnos y buscar otras formas de descanso. Pedir relevo, dejar que nos cuiden y reclamar espacios para nosotras.

No te puedes morir por no dormir. Parece que sí, pero te prometo que puedes con esto.

Nunca eres la única

¿Cuántas veces has pensado cosas como «seguro que soy la única que pienso o siento tal cosa por mi hijo»?

Yo reconozco que me ha pasado infinitas veces. Seguro que soy la única que pierde los nervios. La única que necesita una semana en las Maldivas. La única que no duerme. La única.

Pero, amiga, no eres la única en nada. Ni para lo bueno ni para lo malo.

El problema principal es lo poco que se ha hablado siempre de la complejidad del sentir de las madres. La experiencia materna no se encuentra en ningún lado. Antes, viviendo en comunidad, el saber femenino pasaba de generación en generación, pero ahora llegamos a la maternidad sin saber absolutamente nada de los entresijos profundos que tejen la experiencia materna. La ficción no narra la experiencia materna y los libros tampoco lo hacen. La mayoría de los libros de maternidad en realidad son manuales sobre cómo criar, cómo alimentar, cómo parir, pero casi ninguno narra la experiencia materna en profundidad. Por eso insisto tanto en lo importante que es compartir, porque solo narrando nuestras experiencias conseguiremos que la maternidad sea de nuevo cultura popular y las mujeres accedan con facilidad a la realidad de la vivencia.

En el tiempo que llevo estudiando y dedicándome a la perinatalidad, las cosas van cambiando y cada día hay más autoras a las que acudir para comprender la experiencia materna. Insisto en Laura Gutman y añado a Ibone Olza, Katixa Aguirre o Jane Lazarre.

3

BIMATERNIDAD

¿Va a ser igual?

No, no va a ser igual. Principalmente, porque tú no eres la misma. Un segundo embarazo da mucho vértigo. ¿Le querré igual? ¿Le educaré igual? ¿Será igual el embarazo? ¿Y el parto? ¿Será igual la lactancia? Y no, nada va a ser igual. Cada bebé tiene su propia historia y su propio camino. Y lo que crees que dominas con tu primer hijo se te escapa de las manos con el segundo. Ni siquiera el embarazo se vive igual. Tú eres una mujer distinta y es desde ahí desde donde le vas a acompañar. Y tu bebé es un ser humano distinto y desde ahí se va a expresar.

No va a ser igual. No pretendas que lo sea.

A mí me pasó algo que me generaba mucho dolor, y que hablando con otras mujeres veo que es algo muy extendido, que es pensar que le estamos haciendo daño a la criatura que ya tenemos. Que le «destronamos». Yo sentía en el estómago que estaba haciéndole daño a mi hijo por el capricho de tener otro hijo. Podía sentir el dolor, la culpa y el arrepentimiento. Y lloraba, lloraba mucho. Pero no solo por hacerle este supuesto daño que pensaba que le haría, sino porque me di cuenta de que soltar esa díada también me hacía daño a mí. Que pensar en que ya no fuera mi bebé nunca más, en que se convirtiera en el hermano mayor, me ahogaba. Me ahogaba en nostalgia, en recuerdos, y quería volver atrás. Sentía incluso que no quería tener este segundo bebé, que quería quedarme con mi hijo entre los brazos, meciéndolo.

Pero la realidad es que la llegada de un bebé siempre es luz para todos. Todos los miembros de la familia necesitan reajustarse con la llegada de un nuevo miembro. Sin embargo, reajustarse no es sufrir, por mucho que a veces duela. Reajustar, crecer, evolucionar, es una experiencia brutal.

¿Seré capaz de volver a amar así?

Todas las mamás pasamos por una fase como esta cuando estamos embarazadas por segunda vez. Con lo que amo a mi primera criatura, es del todo imposible que vuelva a amar igual.

No tengas miedo, aunque sea tremendamente humano tenerlo, porque puedes volver a amar así. Sin ningún tipo de duda. Lo que sí puede pasar es que ese amor se dé más lento.

Igual te enamoras en el nacimiento, a algunas mujeres les pasa, pero yo quiero decirte que si no te pasa eso no te asustes. Que puede que el amor por el segundo bebé aparezca más despacito. Porque la mirada está puesta en el mayor, en cómo va a gestionarlo todo, en cómo recolocar la familia, y al recién nacido lo tienes en la teta y seguramente lo miras menos.

No pasa nada, a los primeros se los mira más y a los segundos se los mira menos. Y desde ahí crecen y está bien.

Y este amor será igual de intenso, aunque no será

igual exactamente. Con cada hijo tenemos un vínculo específico, cada uno viene a traernos diferentes experiencias y a hacernos sentir cosas diferentes. Abraza lo que cada uno te traiga y asume todo lo que despierten en ti, por contradictorio que pueda parecer en cada momento.

Rechazo al mayor

Tuve la suerte de estar avisada de que esto podía suceder. «Es probable que sientas un profundo rechazo hacia el mayor», me dijo una mujer en las últimas semanas de embarazo. Flipé, me parecía surrealista que eso pudiera suceder. Yo, que tenía ese vínculo con mi bebé, a quien me costaba tanto imaginármelo como *el mayor* y que todo el rato pensaba que tener otro bebé iba a reemplazarlo y romper el vínculo. Yo, que solo quería acurrucarme con él y que no creciera más. ¿Cómo iba a ser posible que yo pudiera sentir rechazo por el ser humano que más amaba en el mundo? Pues se puede. Y tiene todo el sentido.

Imaginemos esa burbuja de posparto, con lo bien que huele ese bebé, con nuestros pechos llenos de leche, con esa calma, ese silencio y esos ruiditos que hace el peque, tumbadas en la cama durante horas contemplando la vida abrirse paso. Y de repente se abre la puerta de la calle y llega el mayor del parque, sucio, lleno de arena, gritando, con una energía intensa, demandante, incluso invasivo. Eso puede despertar en nosotras un rechazo inmediato y violento. Si no lo has vivido puede que pienses que exagero, pero estoy segura de que muchas estáis sintiendo alivio leyendo esto. Puede suceder y no es malo. Un niño de dos, tres o cuatro años con las manos sucias y la energía intensa es totalmente lo contrario a lo que necesitas en ese momento, y por eso puede aparecer un instinto de protección hacia el bebé, para que el mayor no le haga daño, no le despierte o no le ensucie. No te culpes por eso: el vínculo no se ha roto, te lo prometo, es solo una etapa más.

Pero si yo esto ya me lo sabía

La mayoría de las veces llegamos confiadas a la segunda crianza. Nos inunda un poco la sensación de «esto ya me lo sé». Y, ay, querida, cómo remueve darte de bruces con un bebé nuevo, que te enfrenta a cosas nuevas, nuevos retos, nuevos conflictos, nuevas sombras que no habíamos mirado. Cómo remueve darte cuenta de que no sabías tanto como pensabas.

En mi primera crianza se me dio muy bien la gestión de rabietas y mi hijo hablaba con mucha facilidad. Yo parecía Maria Montessori, os lo juro. Qué dominio de la gestión, qué dominio del lenguaje, qué dominio del acompañamiento. Con mi segunda crianza llegué a las rabietas confiada no, lo siguiente. Pensaba: «Uf, esto ya lo he hecho y con matrícula de honor, va a estar chupado». Pues no, amiga, fue lo que más me costó. Llegué a gestionar las rabietas desde la certeza de que sabía hacerlo, pero sabía hacerlo con otra criatura distinta. No contemplé que en la segunda etapa de rabietas yo no tendría tantas manos disponibles. Tampoco tuve en cuenta que yo sería otra y que estaría más cansada o preocupada por cosas nuevas que antes no conocía. Pero, sobre todo, lo que pasé por alto fue que era otra criatura, con otras necesidades, otra forma de comunicarse y otra forma de ser.

Y como esto que te cuento, un sinfín de detalles. No solo del acompañamiento hacia mis hijos, sino de mi propia gestión emocional y de mi propia vivencia. Cosas que pensaba que haría con más facilidad no resultaron así. Cosas que pensaba que no me removerían, me removieron aún de manera más profunda.

Nada es igual en la segunda maternidad, y eso ya nos lo podíamos imaginar. Lo que no pude prever es que no necesariamente iba a ser más fácil el camino por haberlo andado una vez.

4

DESTETE

¿QUÉ ES EL DESTETE?

La lactancia está muy dañada a nivel social. No es fácil dar el pecho porque no tenemos demasiadas herramientas. Además, nosotras somos la generación de la lactancia artificial, que apareció con mucha fuerza y una gran campaña publicitaria en la que, además de afirmar ideas falsas como que la leche artificial era más saludable que la leche materna, te regalaban muestras en el pediatra y te asesoraban sobre cuál era mejor. Cuando lo pienso aún me horrorizo y no puedo evitar pensar en todas esas madres cuya intuición les decía que tenían que darnos el pecho, pero a las que el entorno y las personas de referencia como los pediatras dañaban diciéndoles que no tenían leche o que era de poca calidad.

Si ya cuesta encontrar información actualizada sobre la lactancia materna, imaginaos encontrar información sobre el destete. El destete parece que tenga que ser cosa del bebé, que un día de forma independiente decida dejar de tomar teta. Y eso no sucede así prácticamente en ningún caso. La mayoría de las veces quien inicia el destete es la madre, lo cual nos genera muchas emociones y contradicciones porque les estamos quitando un sostén fundamental, que los ha nutrido y acompañado durante mucho tiempo, pese a que a veces nosotras hayamos necesitado parar.

La lactancia es exclusiva de la díada. Solo mamá y bebé pueden y deben decidir sobre su lactancia. Ni el entorno, ni el pediatra, ni nadie. Tú, como madre, tienes todo el derecho del mundo a decidir hasta dónde puedes llegar, y eso no te da o te quita puntuación en el *ranking* de buena o mala madre (porque recuerda que las malas madres no existen).

Aun teniendo claro que la lactancia es nuestra y que querer terminarla es más que lícito, tomar la decisión no siempre es fácil. Casi nunca es fácil, de hecho. Hay millones de motivos para destetar: volver al trabajo, realidades familiares personales, agotamiento, ganas de recuperar tu cuerpo... Cualquiera de los motivos que tengas para poner fin a la lactancia es válido, pero es probable que necesites acompañamiento y sostén porque se te pueden remover muchas emociones.

Agitación por amamantamiento

Uno de los grandes tabús de la lactancia y, en consecuencia, del destete es lo que se llama «agitación por amamantamiento». Es la causa más común del inicio de un destete y muy pocas saben que tiene un nombre, una explicación, y que no son las únicas que sienten esa sensación tan desagradable.

Con lo feliz que has sido dando el pecho, con lo romántico que ha sido ver la sonrisa de tu bebé con la teta dentro de la boca, con las horas que te has pasado instalada en el sofá, en ese intercambio de amor tan profundo, y llega un día en que sientes una sensación horrible, de repente te duele el pezón, te brota una agresividad incontrolable en el estómago y necesitas que alguien saque a tu criatura de encima porque serías capaz de pegarle.

Esto se llama agitación por amamantamiento. Y no, no estás loca. No, no necesitas tratamiento (aunque quizá sí acompañamiento). No, no odias de repente a tu hijo, a tu hija. No, no eres la única que siente eso. No, nada de eso que imaginas. Se llama «agitación por amamantamiento». Quédate con este nombre porque es importantísimo nombrar las cosas, pues al nombrar aflojas. No es una tara individual, es algo que nos pasa prácticamente a todas las madres en algún momento de la lactancia.

Suele ocurrir alrededor de los dos años, cuando se experimenta la crisis de lactancia de esa etapa debido a un incremento de la demanda (aunque puede pasar antes o después), y a menudo también sucede cuando hay un segundo embarazo y se sigue lactando. Puede darse también en etapas en las que estás muy cansada o algo te preocupa mucho. Incluso puede que te suceda solamente en una toma específica, por ejemplo, la toma de ir a dormir, que suele ser más larga y pesada. Sea como sea, incluso si aún no has sentido eso, que sepas que tiene nombre y que no es patológico.

Si se extiende en el tiempo y convierte la lactancia en una actividad incómoda y dolorosa para ti, cuídate, respétate y toma las decisiones que creas consecuentes.

¿Cómo lo hago?

Pero ¿por dónde empiezo? ¿Y qué hago con esta pena?

Recuerdo mi primer inicio de destete. Llevaba ya unas semanas intentando cosas raras como reducir las tomas, hacer solo una por la mañana, pero luego lloraba por la tarde porque a lo mejor mi hijo se caía y entonces yo era incapaz de negarle la teta. Recuerdo que durante la siesta, dando la teta, abrí Instagram y leí un post de una mujer —no sabéis cuánto lamento no acordarme de su cuenta— que hablaba de su destete, de su experiencia, de la decisión, de lo duro que le resultaba. Leer a alguien viviendo algo idéntico a lo que vivía yo me dio la fuerza que necesitaba. Una muestra más de la importancia de compartir y escuchar a otras madres. Y lo decidí al instante. Le ofrecí una última toma explicándole cómo me sentía y lo que había decidido, y le dijimos adiós y gracias a la teta. Acto seguido me metí en el baño para ahogarme en lágrimas.

Te puedo asegurar que lo que más dolor me ha provocado en la vida ha sido decidir mis destetes. Qué pena, qué dolor, qué vacío. Con todo lo bueno que me ha dado la lactancia, elegir terminarla por mi bienestar emocional me parecía durísimo. Me sentía egoísta. Y sentía ahogo, ahogo por esta sensación de «perder al bebé», de que una nueva etapa empezaba y me daba mucho vértigo. «¿Y cómo me voy a relacionar con él ahora?», pensaba.

La teta sirve para todo. Hambre, sueño, aburrimiento, dolor, tristeza, calma. Todo, teta. ¿Y ahora qué voy a hacer? Si yo soy solo teta, ¿qué le ofrezco ahora? Esto último también es algo que comparten conmigo las mujeres a las que acompaño durante sus destetes, esta idea de que solo eres una teta y que tu bebé solo te quiere para eso. Pero es que nuestros hijos e hijas no quieren la teta: nos quieren a nosotras. Y eso no podemos olvidarlo. Si tu bebé quiere tu teta es porque es tuya, no querría la de la vecina. Lo que necesitan es a mamá, y cuanto más feliz y plena esté mamá, mejor van a estar ellos.

Así que destetar no implica dejar de cuidar y de acompañar a tu criatura, porque vas a seguir ofreciéndole lo que le has ofrecido hasta ahora todo este tiempo, tu alma, tu cuerpo, tu corazón, tus entrañas y tu incondicionalidad.

Y verás que con el destete llega el abrazo, y es fabuloso descubrir nuevas formas de relacionarnos con nuestros peques, nuevos diálogos, nuevas formas, siempre dando pasos adelante, abriendo nuevas etapas y nuevos retos.

5

AUTOCUIDADO

Sin duda, es una de las palabras de moda. Y más, entre *instamamis*. El autocuidado está de moda y eso está muy bien, siempre y cuando estemos entendiendo qué significa y no lo vivamos como una carga más. Ahora, además de todo lo que hago, tengo que cuidarme.

A mí me gusta definir el autocuidado como escucha activa con una misma. Si me escucho, si me hago preguntas, voy a saber qué necesito. El autocuidado no es llenarse la agenda de actividades, o quizá sí, si eso es lo que necesitas. Tampoco es ir a la peluquería y a hacerte las uñas, o quizá sí, si eso es lo que necesitas. El autocuidado no es una actividad específica. Es lo que tú necesites.

Y no es tarea fácil escucharse a una misma. Porque criar ocupa todo el espacio y todo el cuerpo, y escucharse es complejo y, además, es algo que no nos han enseñado a hacer. Porque las madres cuidan y se entregan. Y ya.

Nos cuesta pedir nuestro espacio. Porque entonces nos estamos eligiendo a nosotras «antes que a nuestra criatura», y eso nos genera culpa.

Pero vamos a cambiar el orden de las cosas. No vamos a pedir espacio, porque eso puede abrumarnos y puede darnos pereza logísticamente.

Vamos primero a hacer un ejercicio de escuchar.

Coge papel y lápiz y hazte la siguiente pregunta: ¿cómo estoy? Desde que eres madre eres una nueva mujer, y no sé cuánto tiempo has dedicado a escuchar a esta nueva mujer. ¿Cuánto conoces a esta nueva mujer? ¿Qué tal te cae? ¿Y cómo está esta nueva mujer? No sé qué edad tienen tus hijas e hijos, pero seguramente hace mucho que no tienes tiempo para el ocio. ¿Qué echas de menos de tu ocio? Quiero pensar que estás cuidada y bien rodeada de amistades que te sostengan, pero ¿echas a alguien de menos? ¿Ha cambiado tu entorno? Es importantísimo que puedas hablar con alguien para construir tu relato sobre tus necesidades. ¿Qué necesitas?

Hay cuatro pilares que siento que sostienen a la mujer que somos, cuatro parcelas de nuestra vida que deben ser cubiertas en todo momento. Si estamos en un posparto inmediato, igual no podemos cubrirlas, pero sí que debemos prestarles atención.

El primero es la nueva mujer. Como te decía antes, ya no eres la misma. Y eso está muy bien, te has transformado, te estás expandiendo y estás viviendo una etapa de tu vida que vas a recordar con mucha precisión siempre. ¿Cuánto tiempo has dedicado a mirar a esta nueva mujer? ¿Cómo se siente? ¿Qué cambios percibes? ¿Piensas diferente sobre algunos aspectos de la maternidad? ¿Te gusta la mujer en la que te estás convirtiendo?

Al segundo pilar lo llamo la novia. Pero me refiero a las relaciones sexoafectivas. Quizá maternas en pareja, aunque quizá lo haces sola, o con más de un vínculo. Lo que me parece importante de este punto es pensar en qué te aportaban, antes de ser madre, las relaciones sexoafectivas. Cuánto espacio ocupaban, cuántas cosas hacías con tu pareja. ¿Qué te falta de todo esto? ¿Qué echas de menos de la novia, pareja o vínculo que eras antes de ser madre?

El tercer pilar es la amiga. Nuestras relaciones de amistad, de colegueo, de ocio. La gente que llenaba antes tu agenda de cafés y cervezas. O de noches de cine o de charlas eternas. ¿Dónde está esta gente? ¿Está sabiendo acompañarte? ¿Qué parte de tu ocio echas de menos? Quizá echas de menos algo que objetivamente no puedes hacer. Entonces fíjate en lo que sí podrías hacer. ¿Esperas a que te llamen o llamas tú? Sabes que puedes llamar tú también para pedir ayuda y espacio para hablar, ¿no?

Y el cuarto pilar es la trabajadora. Yo no sé si antes de ser madre te gustaba o no tu trabajo. Puede que tras ser madre no quieras volver ahí, o vuelvas el doble de creativa. ¿Cómo te sientes con tu trabajo? ¿Eres igual de efectiva que antes, o menos, o más? ¿Te gustaría hacer otra cosa? ¿Quieres dejarlo para cuidar a tu familia? ¿O estás deseando que te den horas extras para no volver a casa?

Estas preguntas puedes hacértelas cada vez que sientas que necesitas respuestas. Respondiendo y dejando la mano libre para escribir todo lo que salga, podrás ver qué necesitas. Se irá dibujando todo lo que te hace falta y verás con claridad lo que necesitas pedir. Eso es el autocuidado.

¿Qué necesito?

Esto.

Pues lo pido.

El cuerpo

¿Cómo está tu cuerpo? Me atrevo a afirmar que cansado. Probablemente te duele la espalda, tienes las cervicales cargadas y los brazos agotados. ¿Cuánto hace que no duermes ocho horas seguidas? Me atrevo otra vez a afirmar que hace mucho. El cuerpo de una madre es un campo de batalla. Nuestras hijas e hijos lo usan de alimento, de cobijo, de sostén y de diana. Ahí está siempre nuestro cuerpo, sosteniendo. Pero ¿cuánto tiempo al día le dedicas al cuidado exclusivo? Me atrevo a afirmar que poco o nada.

Es importante que le dediquemos tiempo a nuestro cuerpo. Es auténticamente revolucionario ponerlo por delante y cuidarlo. Nuestro cuerpo todopoderoso, que ha gestado, ha parido, ha lactado, que seguramente tiene alguna cicatriz o algunos kilos que antes no estaban. Ese cuerpo que nos permite la vida, que nos permite comer, reír, corrernos y disfrutar. Ese cuerpo que nos permite la existencia y nos posibilita el disfrute, el goce y el llanto. Le debemos mucho a nuestro cuerpo.

No haces nada de deporte, casi ni le prestas atención, pero igualmente ahí está tu cuerpo, sosteniendo una crianza, además de tu propia vida.

Pon el cuidado de tu cuerpo por delante. Todo lo que te impida cuidarlo son excusas. Nos han enseñado a entregarnos sin fin como madres, a no quejarnos y a pensar que cuidarnos implica egoísmo o capricho. Pero es urgente que cambiemos esto y empecemos a venerar nuestro templo. Insisto en que todo lo que no te permita cuidar de tu cuerpo son excusas. Seguro que tienes cinco minutos al día para hacer esos hipopresivos. O tres minutos para bailar esa canción que tanto te gusta. Seguro que sí.

Cuidar tu cuerpo no siempre implica un gasto económico. Si te lo puedes permitir, hazlo, claro: busca un lugar para entrenar, para mover el cuerpo, o alguna profesional que lo cuide con cualquier terapia corporal que te apetezca y te conforte. Pero si no te lo puedes permitir, el dinero no te va a servir de excusa. Puedes bailar, estirar, practicar yoga, salir a correr, darte una ducha larga, ir a nadar o cocinarte rico, entre un millón de ejemplos posibles.

Cada mañana, cuando te levantes, hazte estas dos preguntas: ¿cómo estoy? ¿Qué necesito? Intenta escribir la respuesta en un papel y prométete a ti misma que cuidarás de ti e irás a por aquello que necesitas.

Dejarse cuidar

Saber cuidar es una de las aptitudes que se nos ha dado socialmente a las mujeres. Las cuidadoras durante siglos. Cuidar es femenino. Y nos ha robado la capacidad de dejarnos cuidar. Ya no digo del autocuidado, digo de pedir cuidado y dejárnoslo dar. Esto no va de no tener tiempo para ir a darte un masaje o a una clase de yoga. Hablo del cuidado emocional. Del sostén. ¿Quién cuida a las que cuidan? ¿Quién sostiene a las que sostienen? Pues en la mayoría de los casos, nadie.

Debemos ser cuidadas, atendidas, preguntadas, sostenidas. Debemos poder verbalizar nuestro sentir y permitir nuestra vulnerabilidad. Debemos aprender a demandar este cuidado. No desde la exigencia, sino desde el merecimiento. Lo de cuidarse para cuidar lo hemos entendido perfectamente. Pero ¿qué pasa con que me cuiden y punto? Sin ningún *para qué* más allá de que me merezco un cuidado. Porque no puedo dar sin recibir. Dejarse cuidar, dejarse sostener, para poder, simplemente, ser.

No eres *superwoman* y nadie espera que lo seas. Por favor, delega todo aquello que sea delegable, pide ayuda y aprende a poner límites. Tu entorno no tiene telepatía. Y tu pareja tampoco. Así que atrévete a decir «yo llego hasta aquí», pon tu límite y que lo demás lo sostenga otro.

Como hemos venido hablando, la relación de pareja cambia y parece que nos hemos quedado sin tiempo para cuidarnos. «Es que no tenemos tiempo de pareja. Entre el niño, la casa y el trabajo no tenemos tiempo para estar a solas o hacer cosas, y eso va mermando la relación.» ¿Te suena? Es lo que más escucho sobre la relación de pareja después de la llegada de una criatura. De repente, nos quedamos sin tiempo.

Pero tengo que decirte algo incómodo, y es que tener tiempo de pareja es una actitud. No hace falta tiempo extra en el reloj. Es evidente que antes os podíais ir de viaje unos días a un sitio paradisiaco donde dormir, comer, beber y follar, sin preocuparos por nada más, y que ahora todo eso es difícil de recrear. Quizá antes ibais al cine o al teatro todos los viernes y ahora tenéis un bebé de dos meses y no podéis hacer eso.

Es evidente que antes teníais todo el tiempo del mundo para estar juntos y ahora no. Pero eso no quiere decir que la pareja tenga que desgastarse.

Hay muchas maneras de mantener viva esa llama y de hacer de los pequeños espacios momentos de pareja. Sé que no podéis ir a cenar cada quince días a ese restaurante tan maravilloso al que ibais antes, pero podéis preparar una cena bien rica en la mesita del sofá con una cerveza sin alcohol y velas, con el bebé dormido al pecho, tumbado en el sofá con vosotros o tranquilamente en su cama. Eso también es tiempo de pareja.

Poder transformar la idea de tiempo es importante. Porque ahora hay menos tiempo material, pero la misma necesidad de intensidad e intimidad. Así que buscad esa intensidad. No hacerlo es poner excusas. Si estáis poniendo excusas, igual hay detalles que ajustar en la pareja. Temas que hay que hablar, necesidades que no están cubiertas o sentimientos que no os estáis pudiendo transmitir.

Hablad, todo el rato. Dedicad un momento del día para encontraros, aunque sea breve, que os permita compartir cómo estáis y podáis expresar si las necesidades básicas están cubiertas. Saber cómo está la persona con la que convives, en lugar de ir intentando adivinar lo que sucede, facilita mucho la vida en general y la convivencia en concreto. Hablar sobre cómo estáis os va a permitir acompañaros con mayor amor y cuidado.

Os estáis echando de menos ambos, pero si no os lo decís, no os vais a enterar. Buscad tiempo para los abrazos, para las miradas y para las palmaditas en el culo. La crianza es agotadora y se puede llevar por delante la relación de pareja en un instante sin que os deis cuenta. Está en vuestras manos que eso no suceda. Que no se os olvide que todo lo que estáis viviendo empezó porque un día os mirasteis a los ojos y desde el amor más profundo decidisteis ser una familia.

6

LA DEUDA QUE LA SOCIEDAD TIENE CON LA MATERNIDAD

Los cuidados en el centro

Es la frase de moda de los políticos: «Los cuidados en el centro». Lástima que tengan un poco de lío al definir qué son los cuidados y están poniendo en el centro otra cosa. Tras esta frase tan llamativa y emocionante, las políticas que proponen son las de ampliar los presupuestos de las escuelas infantiles y negar el permiso de maternidad de seis meses.

Los cuidados en el centro no quiere decir que yo tenga más facilidades para dejar a mis hijos en escuelas infantiles cuando aún no se aguantan sentados mientras los atiende una profesional que está a cargo de otros siete bebés y que yo vuelva a trabajar y a producir dentro del sistema capitalista sin que se tenga en cuenta el proceso emocional en el que estoy y cuáles son mis necesidades. Y si eso es lo que los políticos entienden por poner los cuidados en el centro, igual hay que explicarles despacito lo que son realmente los cuidados.

Un bebé tiene que estar con su madre y una madre debe estar bien sostenida. Eso son los cuidados en el centro. Para abanderarnos como protectores de los cuidados debemos entender que todo pasa por poner la infancia en el centro. Una vez que la infancia esté en el centro, las madres estén sostenidas para poder cuidar en condiciones, los hombres trabajen su masculinidad y empiecen, en masa, a cuidar a sus criaturas y a sus parejas, podremos hablar de que los cuidados están en el centro.

«Sabemos que es destino de todos los cuerpos, femeninos y masculinos, hacerse regazo y no coraza», afirma Casilda Rodrigáñez. Esta cita me voló la cabeza en su día. La naturaleza de nuestros cuerpos es sostener, cuidar, mimar y proteger a aquellos que tenemos cerca, especialmente a las criaturas. Me pregunto en qué momento se nos ha olvidado que esa es nuestra verdadera esencia y hemos relegado los cuidados de los menores a la sombra, en lugar de hacernos cargo, de hacernos regazo y no coraza.

DECÁLOGO PARA UNA MATERNIDAD PLACENTERA

1. **Educación maternal.** Debemos acercar la experiencia materna a la infancia, redefinir los cuidados, hablar del parto y de las emociones durante la edad adulta. Si las mujeres llegáramos a la maternidad con información veraz y profunda, sin infantilizaciones, podríamos comprender con más facilidad todo lo que nos sucede.
2. **Acompañamiento emocional.** El sistema público debe garantizar un acompañamiento emocional gratuito para todas las mujeres, tanto las embarazadas como las que se enfrentan a la infertilidad y a duelos gestacionales. La entrada de las doulas en el ámbito social público es clave para poder generar estos espacios de acompañamiento y sostén que reducen drásticamente el riesgo de sufrir depresión posparto.
3. **Psicología perinatal.** No podemos esperar seis meses para una visita de quince minutos con un psicólogo cualquiera cuando estamos hablando de depresión posparto. Debemos poder garantizar el acceso a personal cualificado y formado como las psicólogas perinatales, con un seguimiento personalizado y adecuado.
4. **Recuperación del suelo pélvico.** Todas las mujeres necesitan una valoración de su suelo pélvico tras el parto. Las secuelas posparto en el suelo pélvico son diver-

sas y las hay de mayor o menor grado. La profesional adecuada para valorar y tratar estas situaciones es la fisioterapeuta de suelo pélvico o fisiosexóloga.

5. **Permisos de maternidad.** Un permiso de maternidad de 52 semanas que permita la exterogestación, tal y como pide la asociación PETRA, y la transferibilidad de los permisos para que cada familia pueda organizarse como necesite.
6. **Asesoras de lactancia.** Si no se resuelven, los problemas de lactancia desencadenan situaciones horribles donde muchas mujeres pierden la lactancia y sienten mucho dolor y mucho abandono. Una intervención a tiempo por parte de personal especializado en lactancia puede cambiarlo todo. Las mujeres necesitan una asesora gratuita cerca en los primeros días de lactancia.
7. **Actualización del personal sanitario.** Nos encontramos en un momento grave. Es urgente que el personal sanitario que atiende a las mujeres en su embarazo, parto y puerperio se actualice basándose en la última evidencia científica y atienda correcta y dignamente a las madres en este momento tan importante de su sexualidad y su vida.
8. **Parto en casa.** Como en muchos otros países, como Inglaterra u Holanda, debemos incluir dentro del sistema público la posibilidad del parto en casa para todas aquellas mujeres que así lo deseen. Poder elegir dónde quieres parir debe ser un derecho fundamental.
9. **Revalorizar el rol de las matronas.** El parto fisiológico es competencia de las matronas, no de los obstetras, así como el seguimiento de la salud y la fisiología del embarazo y el puerperio. Necesitamos visitas con estas profesionales con más tiempo y calidad. Actualmente, en muchos centros de salud las sesiones son de diez minutos o telefónicas.

10. **Relatar la experiencia materna.** Necesitamos libros, ficción y documentales sobre la experiencia materna, necesitamos que se narre y que se escuche, porque lo que no se nombra no existe y las madres existimos y seguiremos existiendo hasta el fin de los tiempos. Además de existir, necesitamos ser vistas, escuchadas y atendidas.

EPÍLOGO

La revolución empieza en los parques o la sororidad como herramienta de transformación

Desde que soy madre, miro a las mujeres desde otro lugar. Siempre he sido una apasionada de las mujeres y de lo que sucede cuando estamos juntas. Desde pequeña he practicado la sororidad y el feminismo sin saber que esas dos palabras existían, pero no podía evitarlo, sentía devoción. Desde muy joven sentí que por una mujer sería capaz de cualquier cosa.

Aprendí lo que es la sororidad una noche de invierno, cuando tenía trece años. Volvía a casa después de una clase de interpretación y la calle estaba desierta. Yo andaba por la acera de la derecha y detrás de mí, a varios metros, caminaba un hombre. Yo, lógicamente, tenía miedo y andaba rápido; él también. En un momento dado, me di cuenta de que por la acera de la izquierda caminaba una chica, más o menos a la misma altura que yo, tendría unos veinticinco años, intuí. El hombre también se dio cuenta de que ella estaba ahí y empezó a andar por el centro de la calzada, como decidiendo la acera que iba a elegir o queriendo asustarnos a las dos, no lo sé. La cuestión es que esa chica cruzó la calle y se puso a andar a mi lado. No dijo nada, no me miró siquiera, no recuerdo su rostro. Pero se puso a mi lado, anduvimos una al lado de la otra varios metros, y el hombre se fue. Cuando lo recuerdo aún se me saltan las lágrimas, no quiero ni pensar de lo que me salvó esa noche aquella chica de quien no recuerdo siquiera el rostro. Cuando llegamos a mi calle, yo giré a la derecha y ella siguió adelante. Años más tarde, muchos años más tarde, cuando escuché la palabra *sororidad*, rápidamente me fui a este recuerdo y pensé: «La sororidad tiene que ser eso que hizo esa chica por mí».

Toda la vida cuidando a las mujeres, peleándome con los tíos que les tocaban el culo a mis amigas en la discoteca, teniendo conflictos en la escuela con el profesorado cuando había tratos discriminatorios hacia las chicas. Así que era inevitable que, al llegar a la maternidad y explorándola con tanta profundidad, acabara cuidando también a las mujeres.

Tenemos un poder profundo e intenso. Gestar, parir y vivir el vínculo mamá-bebé es la experiencia más intensa que existe. Como dice Casilda Rodrigáñez, autora que he citado durante el libro: «Cualquier invento de amor espiritual no es sino una mala copia, un pálido reflejo de la intensidad, de la pasión y de la identificación absoluta del cuerpo a cuerpo madre-criatura».

Y cuando esto lo transitamos juntas, cuando al mirarnos nos vemos, nos reconocemos compañeras y nos desprendemos del juicio, ocurre la magia.

Se nos ha educado para estar enemistadas. Las mujeres hemos sido históricamente brujas, putas, zorras, envidiosas y manipuladoras, y desde ahí nos miramos las unas a las otras, desde el juicio, la envidia y la rabia. Tiene sentido que hayan hecho esto con nosotras, porque juntas podríamos literalmente cambiarlo todo. También tiene sentido que hayan destruido el vínculo mamá-bebé y lo hayan convertido en una experiencia dolorosa y horrible. Como dice Jesusa Ricoy, matriactivista y educadora maternal: «El patriarcado, por definición, es la eliminación de la madre». Digo que estas cosas tienen sentido porque anular nuestro poder y nuestra conexión con la sexualidad y con nuestros cuerpos ha beneficiado y permitido la existencia del patriarcado.

Lo que pienso sobre lo que nos ha hecho el sistema ya lo he dejado claro durante estas páginas que has leído hasta llegar aquí, pero ahora quiero compartir contigo lo que siento que puede cambiarlo todo.

Y para cambiarlo todo hay que estar juntas, reconocernos como iguales.

Un día, en el parque con mis hijos, me puse a mirar alrededor y me alucinó ver a tantas mujeres compartiendo el mismo espacio, tantas horas al día, durante semanas, meses e incluso años. Pensé: «La revolución está en los parques». Si dedicáramos todo el tiempo que pasamos en el parque a mirarnos, cuidarnos, escucharnos y formarnos, el mundo sería otro.

Soy consciente de que hablo de una utopía, pero yo elijo creer que esto es posible y elijo dedicarme a aportar lo que yo pueda para que esta realidad exista. Porque tras años acompañando a grupos de mujeres puedo afirmar con absoluta certeza y con cero tintes holísticos que cuando las mujeres nos cuidamos, además de sanar la herida ancestral y sistémica que tenemos, cambiamos el mundo para las que vienen después.

Nos han cortado el cordón umbilical de la sabiduría, durante generaciones hemos ido apagando la transmisión de la información y del saber ancestral, y ahora estamos solas, desinformadas y no entendemos nada. Nos corresponde la responsabilidad de unir de nuevo este cordón umbilical, de narrar la experiencia materna, de teorizar sobre las necesidades de la maternidad y de visibilizar la profundidad que supone transitarla. Por las que vienen y por las que vendrán.

Feliz revolución.

AGRADECIMIENTOS

Este libro no existiría sin todas las mujeres que me han elegido y me han regalado la posibilidad de acompañarlas y escucharlas. Gracias a todas y a cada una de las mujeres que han estado cerca de mí en estos últimos años, por nutrirme y hacerme crecer. Gracias a Paola Roig, mi amiga, mi confidente y mi admirada. Gracias por el prólogo, por la revisión del libro y por la vida compartida. Lo mismo con Marta Torrón; gracias, amiga, por formarme sin darte cuenta, por ofrecerme información valiosísima para este libro, por cuidarme, por quererme, por guiarme y por tu lucha incansable por el placer de las mujeres.

A mi amor, Roger, gracias por permitirme ser quien soy desde un lugar tan generoso. Gracias por todo el espacio que me has permitido para dedicarme a la formación y al activismo. A mis hijos, os debo toda la expansión que he vivido.

A la gente que me quiere, que me permite ser así de feliz y que me hace estar así de plena. A la gente que me construye y me protege. A Anna, Felícia, Jordi, Tábata, Laura, Dani, Mima, Ann, Denise y Carla. A mi equipo: Maria Fort, Maria Ponce, Gemma, Judit y Tanit, por creer en mí y por quedaros a mi lado, gracias eternas.

Y a mi familia, por ser el ecosistema perfectamente imperfecto en el que he crecido y en el que he aprendido a luchar por lo que creo. En especial, a mi madre, por tus heridas, por tu capacidad de resurgir como un ave fénix, por enseñarme a partirme la cara por las cosas que creo justas. Soy fruto de tus heridas y de tu luz, y desde mis heridas y mi luz trato de hacer del mundo un lugar más digno para las mujeres.

GLOSARIO

alumbramiento: periodo de tiempo desde que nace el bebé hasta que sale la placenta.

amamantamiento: dar lactancia materna.

anestesia epidural o peridural: anestesia que se aplica alrededor de la médula espinal.

aro de fuego: se le llama así a la sensación que se percibe cuando el bebé ha coronado la cabeza en la vagina durante el parto.

asesora de lactancia: profesional especializada y actualizada en lactancia materna.

calostro: oro líquido, sale de los pechos antes de que suba la leche, durante dos o tres días.

ciática: dolor muy fuerte que recorre la parte trasera de la pierna hasta el pie y que se debe a la compresión, inflamación o irritación del nervio ciático.

clases preparto: clases en las que se da información sobre el parto.

colechar: dormir en la misma cama con tus criaturas.

cordón umbilical: cordón que une el feto con la placenta.

crianza: proceso de acompañamiento del desarrollo de nuestros hijos.

cuarentena: periodo de cuarenta días tras el parto.

destete: cuando mamá o bebé deciden dejar la lactancia materna.

diástasis: separación de los músculos rectos del abdomen.

doula: mujer formada y experimentada especializada en el acompañamiento de la mujer durante su maternidad.

duelar: transitar el duelo.
duelo gestacional: el duelo que se vive cuando un bebé muere durante las primeras semanas de gestación.
duelo perinatal: duelo por la muerte de un bebé entre la semana 28 de gestación y el nacimiento.
ecografía: procedimiento de diagnóstico usado en los hospitales y clínicas que emplea el ultrasonido para crear imágenes bidimensionales o tridimensionales.
ecografía transvaginal: ecografía realizada desde dentro de la vagina.
educadora maternal: mujer formada que se dedica a divulgar sobre la experiencia materna dotando de herramientas y recursos a las madres para que puedan ser la madre que quieren ser.
embarazo: periodo de transformación personal que dura entre 37 y 42 semanas, durante el cual se gesta un bebé.
endorfina: hormona de la felicidad.
episiotomía: corte en la entrada de la vagina.
estrógenos: hormonas sexuales esteroideas que se producen en los ovarios y en las glándulas suprarrenales.
exterogestación o exogestación: periodo de tiempo de unos 9 meses aproximadamente en los que el bebé necesita recrear el mismo escenario que tenía en el útero pero fuera de la piel para desarrollarse por completo.
fase activa de parto: cuando las contracciones son dolorosas y regulares.
fase de expulsivo: cuando hay dilatación completa, el bebé desciende y empieza el nacimiento.
fecha probable de parto: día en el que cumples las 40 semanas de gestación.
fisiosexóloga: profesional especializada en la fisioterapia del suelo pélvico que trabaja en las dificultades que se pueden presentar en las relaciones sexuales y la función erótica.
fisioterapeuta de suelo pélvico: profesional especializada en la salud del suelo pélvico.
fusión emocional: fenómeno neurobiológico que sucede entre madre y bebé.
ginecóloga: médica especializada en la salud sexual y reproductiva de la mujer.
grupo de lactancia: espacio de seguridad, dinamizado por una

asesora de lactancia, en el que compartir y resolver dudas sobre la lactancia.

hipertono: el tamaño del tono muscular aumenta provocando un exceso de fuerza muscular y rigidez en los músculos.

hipnoparto: preparación al parto que consiste en el trabajo de creencias.

hipopresivos: son unos ejercicios que buscan llegar a una mejora postural y una mayor tonificación del abdomen y el suelo pélvico.

huevo huero o anembrionario: son aquellos embarazos en los que el embrión no se desarrolla y lo hace solo el saco gestacional.

legrado: intervención quirúrgica que se lleva a cabo cuando hay una pérdida gestacional de pocas semanas para extraer los restos biológicos.

manejo expectante: conducta de no intervenir y esperar que el cuerpo inicie por sí solo el trabajo de expulsivo.

maniobra de Hamilton: maniobra que consiste en separar las membranas de la bolsa amniótica del útero mediante un tacto vaginal.

mastitis: inflamación y obstrucción de la mama que deriva en infección.

masturbación: darse placer a una misma.

maternar: acto de poner tu cuerpo, tu corazón y tu cerebro al servicio del cuidado de tus hijos e hijas.

matriactivista: activista que se dedica a temas de maternidad.

matrona: profesional especializada en la fisiología y el cuidado del embarazo, el parto y el posparto.

medicalizar: intervenir con medicina cuando no es necesario.

melatonina: hormona del sueño.

método Estivill: método para que los bebés aprendan a dormir solos que consiste, básicamente, en dejarlos llorar solos hasta que se duermen.

moxibustión: método terapéutico de la medicina tradicional china que consiste en aplicar calor estimulando una serie de puntos del cuerpo.

muerto neonatal: cuando un bebé muere después de haber nacido con vida.

oxitocina: hormona del amor.

paritorio: espacio hospitalario en el que suceden los partos.

parto: proceso trascendental de la vida sexual de las mujeres en el que un bebé nace.

parto lotus: parto en el que no se corta el cordón umbilical hasta que se seca y cae solo. Esto hace que bebé y placenta sigan unidos entre dos o diez días después del parto.

percentil: el valor de 0 a 100 donde se situaría un niño para determinada medida.

placenta: único órgano temporal de nuestro cuerpo, se encarga de alimentar y oxigenar a nuestro bebé durante el embarazo, regula todos sus sistemas y, una vez que el bebé nace, se desprende del útero y sale.

placenta previa: problema del embarazo en el cual la placenta crece en la parte más baja de la matriz y cubre toda la abertura hacia el cuello uterino, o una parte de esta.

planeta parto: coloquialmente se le llama así al momento más intenso del trabajo de parto, donde parece que la mujer de parto está en otro mundo.

poda neural: proceso de reducción de la materia gris del cerebro durante la gestación; el cerebro se prepara para atender al bebé y se deshace de aquello que no necesita para focalizar.

posición podálica: cuando un bebé se encuentra colocado con el culo hacia abajo durante el embarazo.

posparto: periodo de tiempo posterior al parto.

pródromos: periodo de contracciones irregulares pero dolorosas que sucede antes de que se inicie el trabajo de parto.

prolactina: hormona producida por la glándula pituitaria, hace que los senos crezcan y produzcan leche materna.

prolapso: desplazamiento de órganos de manera que desciendan o se salgan de su ubicación natural.

prostaglandina: hormona que se encarga, entre otras cosas, de ablandar el cuello del útero.

psicología perinatal: especialización de la psicología que engloba toda la vivencia de maternidad, desde la búsqueda de embarazo, pasando por el embarazo, parto, posparto, duelo y crianza.

psicosis puerperal: psicosis que se puede presentar en el posparto, es muy poco frecuente y se caracteriza por sufrir alucinaciones, alteraciones del contenido del pensamiento y alteraciones graves del comportamiento.

pubalgia: síndrome doloroso que se produce cuando existe una hipermovilidad de la sínfisis púbica, dando lugar a la inflamación de los músculos que se insertan en el pubis.

puerperio o puerperar: al igual que el posparto, se entiende como el periodo de tiempo posterior al parto en el que la mujer vive un estado alterado y sensible.

pujos: se dan en la fase del expulsivo en el parto.

rebozo: pañuelo largo y con una anchura aproximada de unos 50 centímetros que se acopla a la barriga o a las caderas de la mujer y se mueve de manera suave y rítmica, ayudando así a relajar los tendones, los ligamentos y los músculos que intervienen en el parto.

red afectiva: la gente, amigas, familia que te rodea y sostiene tus emociones y tu logística.

saco gestacional: membrana que envuelve al embrión.

sistema patriarcal/patriarcado: según Jesusa Ricoy, matriactivista y educadora maternal: «El patriarcado es, por definición, la eliminación de la madre».

sociedad matriarcal: sociedad imaginaria en la que las mujeres estarían en el centro.

suelo pélvico: conjunto de músculos y ligamentos que se encuentran en la base de la pelvis.

TENS: sistema de impulsos eléctricos que despiertan la capacidad analgésica de nuestro propio cuerpo, estimulando la producción de endorfinas y de otras sustancias que nos ayudan a frenar la sensación de dolor.

terapia neural: consiste en la inyección de dosis muy bajas de anestésico local en determinadas zonas del cuerpo con fines terapéuticos.

transparencia psíquica: proceso por el que pasa nuestro cerebro durante la gestación que nos permite acceder a nuestro inconsciente con mayor facilidad.

útero: órgano muscular hueco que se ubica en la pelvis, entre la vejiga y el recto.

útero espástico: según lo define Casilda Rodrigáñez, se refiere a un estado de agarrotamiento que sufren los úteros de la mayoría de las mujeres en la sociedad occidental.

vagina: conducto fibromuscular elástico que se extiende desde la vulva hasta el cuello uterino.

versión cefálica externa: consiste en intentar girar al bebé dentro de la tripa manualmente, realizada por obstetras a partir de la semana 38 de gestación.

vulva: parte externa de los genitales femeninos.

BIBLIOGRAFÍA

Agirre, K., *Las madres no*, Tránsito, Madrid, 2019.

Casadevall, L., *Guía para un embarazo consciente*, Vergara, Barcelona, 2021.

Del Río, S. y Valverde, N., *Ante todo mucha calma*, La Esfera de los Libros, Madrid, 2016.

Gaskin, I. M., *Guía del nacimiento*, Capitán Swing, Madrid, 2016.

Gutman, L., *La maternidad y el encuentro con la propia sombra*, Planeta, Barcelona, 2014.

Lazarre, J., *El nudo materno*, Las Afueras Editorial, Barcelona, 2018.

Molina, E., *Educar en calma*, Eiunsa (Ediciones Internacionales Universitarias), Madrid, 2020.

Moreno, C., *Hipnoparto*, Punto Rojo, Sevilla, 2018.

Odent, M., *El bebé es un mamífero*, Editorial Ob Stare, Santa Cruz de Tenerife, 2016.

Olza, I., *Parir*, Ediciones B, Barcelona, 2017.

—, *Psicología del embarazo*, Síntesis, Madrid, 2020.

Olza, I. y Lebrero, E., *¿Nacer por cesárea?*, Editorial Ob Stare, Santa Cruz de Tenerife, 2012.

Padró, A., *Somos la Leche*, Grijalbo, Barcelona, 2020.

—, *Destete*, Grijalbo, Barcelona, 2021.

Rich, A., *Nacemos de mujer*, Traficantes de Sueños, Madrid, 2019.

Rodrigáñez, C., *Pariremos con placer*, Crauac, Murcia, 2014.

Roig, P., *Madre*, Editorial Bruguera, Barcelona, 2022.

Torrón, M. y Torrón, C., *Tu cuerpo mola*, Montena, Barcelona, 2021.

Vivas, E., *Mamá desobediente*, Capitán Swing, Madrid, 2019.